James W. Pennebaker

Heilung durch Schreiben

Ein Arbeitsbuch zur Selbsthilfe

2., unveränderte Auflage

Mit einem Geleitwort von Andrea B. Horn
Übersetzt von Irmela Erckenbrecht

hogrefe

Bibliografische Information der Deutschen Nationalbibliothek
Die Deutsche Nationalbibliothek verzeichnet diese Publikation in der Deutschen Nationalbibliografie; detaillierte bibliografische Daten sind im Internet über http://www.dnb.de abrufbar.

Anregungen und Zuschriften bitte an:
Hogrefe AG
Lektorat Psychologie
Länggass-Strasse 76
3012 Bern
Schweiz
Tel: +41 31 300 45 00
E-Mail: verlag@hogrefe.ch
Internet: http://www.hogrefe.ch

Lektorat: Dr. Susanne Lauri
Herstellung: René Tschirren
Umschlag, Gestaltung und Druckvorstufe: Claude Borer, Riehen
Druck und buchbinderische Verarbeitung: Finidr s.r.o. Český Těšín
Printed in Czech Republic

Die englische Originalausgabe ist unter dem Titel *Writing to Heal* erschienen.

2. Nachdruck 2024 der 2., unveränderten Auflage 2019

(E-Book-ISBN_PDF 978-3-456-95976-4)
ISBN 978-3-456-85976-7
http://doi.org/10.1024/85976-000

Heilung durch Schreiben

Heilung durch Schreiben

James W. Pennebaker

Inhalt

Geleitwort

von Andrea B. Horn

*«Gebt euerm Schmerz Worte: ein stummer Schmerz
presst seine Klagen in das Herz zurück, und macht es brechen.»*
Shakespeare, Macbeth, 6. Szene, 4. Aufzug

«Am besten gefällt mir noch, dass ich das, was ich denke und fühle, wenigstens aufschreiben kann, sonst würde ich komplett ersticken.» So schreibt Anne Frank am 16. März 1944 in ihr Tagebuch. Worte zu finden, für das, was uns im Innersten bewegt und es zu Papier zu bringen – diese Bewältigungsmöglichkeit besteht selbst in Situationen, in denen sonst aufgrund widrigster Umstände nicht viel bleibt. Ein Stück Papier und ein Stift und ein Raum des Rückzugs ist alles, was nötig ist. Das ist nicht viel, wenn man bedenkt, wie positiv sich das Aufschreiben von innersten Gedanken und Gefühlen auf das Befinden auswirken kann.

Als James W. Pennebaker in den 80-iger Jahren die ersten Studienteilnehmer bat, vier bis fünf Mal für 20 Minuten ihre tiefsten Gedanken und Gefühle zu dem schlimmsten, emotional am meisten berührenden Erlebnis in ihrem Leben aufzuschreiben, überraschten die eindeutigen Ergebnisse nicht nur die Forschungsgemeinschaft, sondern in der Stärke ihres Effekts auch ihn selbst: Die Studienteilnehmer mussten in den darauffolgenden Monaten weniger oft zum Arzt und waren positiver gestimmt als die Vergleichsgruppe. Mittlerweile kann man das so genannte «Expressive Schreiben» als eine der wissenschaftlich am besten untersuchten Techniken im Selbsthilfebereich bezeichnen. Für viele der Teilnehmer an den Studien ergaben sich in der Folge des Schreibens bedeutungsvolle Verbesserungen in ihrem Leben. Diese manifestierten sich in gesteigerter Gesundheit und Wohlbefinden, erhoben über so konkrete Maße wie günstige Immunparameter im Blut und verbesserte Wundheilung, aber auch weniger negative

Stimmung, bessere Schulleistungen und verbesserte Beziehungen zu anderen Menschen. Die Studien zeigen aber auch: Nicht jeder Einzelne, der im Rahmen der Studien teilnahm, hat für sich persönlich davon profitiert. So wie auch nicht jeder Einzelne vom selben Medikament oder derselben medizinischen Behandlung zu profitieren pflegt.

Aber die in den Studien beobachteten Effekte sind im Allgemeinen so stark, dass dies ermutigt. Ermutigt dazu, für sich selbst auszuprobieren, ob das Schreiben eine Strategie ist, um für sich Dinge, die emotional beschäftigen, zu ordnen und zu ergründen. Die «heißen Eisen» des eigenen Innenlebens anzufassen, diese Themen zu bearbeiten, die im Kopf kreisen, das Gemüt beschweren und die Ruhe nehmen. Die Tendenz, gerade solche heißen Themen nicht zu Ende zu denken, ist menschlich. Das Nachdenken und -spüren hebt nicht gerade die Laune, da gibt es nachvollziehbare Vermeidungstendenzen. Paradoxerweise führt allerdings gerade der Versuch, die wirklich berührenden Themen gedanklich zu meiden, zum Gegenteil: Wie Forschungsergebnisse beweisen, verbraucht gerade das «Nicht an etwas denken-Wollen» nicht nur einiges an mentaler Energie, sondern führt auch zu einem Verlust gedanklicher Kontrolle. Genau jene unerwünschten Themen fluten und beunruhigen dann den Geist in den ungünstigsten Momenten. Wie beispielsweise beim Versuch einzuschlafen oder unter Stress, wenn man seine geistige Energie eigentlich dringend zum Lösen eines Problems bräuchte. Die in diesem Buch von dem führenden Forscher auf diesem Gebiet vorgeschlagene Art des Schreibens kann helfen, die bruchstückartig in den Sinn drängenden, verstreuten Puzzleteile der Empfindungen, Gedanken und Erinnerungen von Ereignissen, die belasten oder herausfordern, zu einem zusammenhängenden, in sich schlüssigen Bild zu ordnen.

Und wenn man mal eine Geschichte mit Anfang, Mittelteil und Ende für sich selbst gefunden hat, dann lässt sich diese auch weitererzählen. Auch wenn man noch nicht ganz genau versteht, wie im Detail die positive Wirkung des Expressiven Schreibens funktioniert, so zeigen aktuelle Studien, dass die gedankliche und gefühlsbezogene Vor-Verarbeitung von emotional berührenden Erlebnissen helfen kann, sich mit vertrauten Menschen darüber auszutauschen; auf eine Art und Weise auszutauschen, die es wahrscheinlicher macht, dass daraus eine wohltuende Begegnung und hilfreiche Unterstützung entsteht.

Dieses Buch ist voll von Information, die wissenschaftlich auf dem neuesten Stand ist und gleichzeitig konkret und pragmatisch in seiner Anregung zum Selbstausprobieren. Nicht ein Psycho-Wunderrezept wird transportiert, sondern das Vertrauen in die Fähigkeit der Leserin und des Lesers, aufrichtig zu sich selbst den für sich passenden Weg, die richtige Dosis und das passende Timing für die beim Schreiben stattfindende Verarbeitung zu finden. Das Buch atmet die intellektuelle und sprachliche Brillanz, Kreativität, Großzügigkeit und den Charme der Persönlichkeit des Autors. Es macht Mut zum Zu-Ende-Denken auch von persönlich schwierigen Themen und inspiriert zu Selbstreflexion. Sich die Zeit dafür zu nehmen kommt aus der Mode, ist aber gesund und hat das Potential, das Erleben von Tiefe im eigenen Leben und in der Begegnung mit anderen zu fördern. Das ist nicht wenig.

Vorwort

von James W. Pennebaker

Wenn Sie derzeit mit einem Trauma oder einer emotionalen Krise kämpfen, haben Sie mit dem Aufschlagen dieses Buches bereits einen ersten mutigen Schritt getan. Vielleicht suchen Sie nach einer Möglichkeit, die belastenden Erfahrungen so zu verarbeiten, dass Ihr Leben in ruhigeren Bahnen weitergehen kann. Vielleicht möchten Sie aber auch am liebsten gar nicht mehr an das Geschehene denken und so tun, als sei alles in Ordnung. Möglicherweise wünschen sich das auch die Menschen in Ihrer unmittelbaren Umgebung. Die Wahrheit ist jedoch, dass sich ein massiver Aufruhr der Gefühle, der sich auf alle Aspekte Ihres Lebens auswirkt, nicht so einfach ignorieren lässt.

Dieses Buch wurde für Menschen geschrieben, die mit einem Trauma oder einer emotionalen Krise fertig werden müssen. Die fraglichen Ereignisse können einige Zeit zurückliegen oder auch noch ganz aktuell sein. Es kann sich um ein einzelnes Ereignis oder ein dauerhaftes Problem handeln. Was auch immer Sie erlebt haben – wahrscheinlich merken Sie, dass Sie ständig darüber nachdenken, sich Sorgen machen, möglicherweise selbst im Schlaf davon träumen. Das in diesem Buch beschriebene expressive Schreiben kann Ihnen helfen, die zugrunde liegenden Konflikte, Stresssituationen oder schmerzlichen Erlebnisse zu verarbeiten und dadurch letztlich zu überwinden.

Für den Umgang mit emotionalen Krisen gibt es mittlerweile dutzende von Selbsthilfebüchern, Workshops und Therapieangeboten. Einige davon können für Sie nützlich sein, andere nicht. Entwickelt wurden sie zumeist von Therapeutinnen und Therapeuten, die tagtäglich mit Klientinnen und Klienten arbeiten. Ich gehöre nicht zu dieser Personengruppe. Ich bin wissenschaftlich tätiger Psychologe und habe bei der Arbeit an einem Experiment in der Mitte der 1980er Jahre zufällig das therapeutische Potenzial des Schreibens entdeckt. Im Rahmen des Experiments wurden die Teilnehmerinnen und Teilnehmer gebeten, an vier aufeinander folgenden Tagen jeweils 15 Minuten am Tag entweder über eine traumatische Erfahrung oder ein eher oberflächliches Erlebnis zu schreiben. Zu meinem Erstaunen benötigten diejenigen, die über ihre traumatischen Erfahrungen geschrieben hatten, in den darauf folgenden Monaten deutlich weniger medizinische Betreuung als dies vorher der Fall gewesen war – und viele sagten, das Schreiben habe ihr Leben verändert. Seitdem bemühe ich mich darum, die Geheimnisse des Schreibens über emotionale Erlebnisse besser zu verstehen.

Bis heute weiß ich nicht ganz genau, wie, wann oder warum das expressive Schreiben helfen kann. Es wirkt zwar nicht ausnahmslos bei allen Menschen mit traumatischen Erfahrungen, hat sich aber bei einer großen Anzahl von Menschen als bemerkenswert erfolgreiche Technik erwiesen. Ich rate Ihnen deshalb, selbst die Mentalität einer Wissenschaftlerin oder eines Wissenschaftlers anzunehmen, wenn Sie dieses Buch lesen und damit arbeiten.

Um ein Gefühl dafür zu bekommen, wie die Methode des expressiven Schreibens funktioniert, lesen Sie zunächst die ersten beiden Kapitel. Die grundlegenden Schreibübungen werden in Kapitel 3 vorgestellt. Probieren Sie aus, wie Sie mit den Übungen zurechtkommen.

Wenn Sie das Gefühl haben, dass das klassische viertägige Schreibprojekt für Sie hilfreich ist, können Sie dabei bleiben. Wenn es Ihnen nicht so viel bringt oder Sie auf andere Dinge neugierig sind, probieren Sie einige der anderen, in den späteren Kapiteln beschriebenen Techniken aus. Ihnen obliegt es, für sich herauszufinden, welches der beste Weg ist, Ihren Dämonen Einhalt zu gebieten. So schreiben manche Leute z.B. alles am liebsten nur einmal und werfen es anschließend gleich weg. Andere schreiben gern mehrere Fassungen oder schreiben ihre Geschichte immer wieder um und verändern sie so im Laufe der Zeit.

Es gibt keinen absolut richtigen Weg zur Überwindung einer emotionalen Krise, und auch beim Schreiben gibt es keine absolut richtige Wahrheit. Nutzen Sie dieses Buch als groben Wegweiser. Bleiben Sie bei dem, was für Sie funktioniert, und lassen Sie das, was Ihnen eher ungeeignet erscheint. Vertrauen Sie vor allem Ihrer eigenen Intuition, um zu entscheiden, ob die Reise in die richtige Richtung geht.

Das vorliegende Arbeitsbuch basiert auf den Forschungsarbeiten von hunderten von Wissenschaftlerinnen und Wissenschaftlern aus den Bereichen Psychologie, Medizin, Anthropologie, Linguistik und anderen wissenschaftlichen Disziplinen. Ich habe versucht, alle relevanten wissenschaftlichen Ergebnisse zu berücksichtigen, mich gleichzeitig aber auch auf meine eigene Intuition und Erfahrung zu verlassen, wenn ich Wege aufzeige, wie man das expressive Schreiben angehen kann. In den letzten beiden Jahrzehnten haben tausende von Menschen an Experimenten teilgenommen, die unser Verständnis für die Zusammenhänge zwischen Schreiben und Gesundheit vertiefen konnten. Ihre Bereitschaft, ihre Geschichten zu erzählen, bildet die Grundlage dieses Buches. All diesen Freiwilligen soll es deshalb auch gewidmet sein.

Teil I
Die Grundlagen des expressiven Schreibens

1 Warum über ein Trauma oder eine emotionale Krise schreiben?

Welches ist der beste Weg, um ein traumatisches Erlebnis zu überwinden? Im Laufe des letzten Jahrhunderts ist die Forschung dieses Problem auf viele verschiedene Weisen angegangen – mit wechselndem Erfolg. Tiefenpsychologie und Medikamente z.B. haben Millionen Menschen helfen können. Auch Entspannungstechniken einschließlich Yoga und Meditation haben sich als hilfreich erwiesen. Körperliche Bewegung und eine gesunde Ernährung haben ebenfalls einen positiven Beitrag geleistet. Bei vielen Menschen wirkt ein Teil dieser Strategien, wenn auch nicht immer. Was es leider nicht gibt, ist die eine Technik, die garantiert bei jedem funktioniert.

Seit Mitte der 1980er Jahre hat sich eine wachsende Anzahl wissenschaftlicher Studien mit der Frage beschäftigt, ob das expressive Schreiben Heilungsprozesse in Gang setzen kann. Seitdem mehren sich die Hinweise, dass das Schreiben über traumatische Erfahrungen, selbst wenn es an nur drei oder vier aufeinander folgenden Tagen für jeweils 15 oder 20 Minuten geschieht, sowohl bei der körperlichen als auch bei der psychischen Gesundheit messbare Veränderungen hervorbringen kann. Auch die Schlafgewohnheiten, die Effizienz bei der Arbeit und die Beziehungen zu anderen Menschen können nachweislich profitieren. Tatsächlich scheinen wir, wenn wir unsere traumatischen Erfahrungen in Worte fassen, von den emotionalen Ereignissen, die uns niedergedrückt haben, anschließend weniger belastet zu sein.

In diesem Kapitel möchte ich versuchen, Sie davon zu überzeugen, dass das expressive Schreiben möglicherweise auch Ihnen bei der Bewältigung traumatischer Erlebnisse oder anderer emotionaler Krisen helfen kann. Die bisherigen Forschungsergebnisse sind in der Tat viel versprechend.

Vielleicht interessieren Sie sich aber auch nicht unbedingt für die wissenschaftlichen Hintergründe dieser Methode oder brauchen gar nicht erst überzeugt zu werden. Wenn Sie die theoretischen Überlegungen überspringen und lieber gleich mit der Schreibpraxis beginnen möchten, können Sie zu Teil II übergehen. Falls Sie – wie ich – jedoch eher skeptisch gegenüber jeder neuen Methode sind, die behauptet, Menschen dabei helfen zu können, traumatische Erfahrungen zu bewältigen, sollten Sie an dieser Stelle weiterlesen. Es könnte hilfreich für Sie sein zu erfahren, wie das expressive Schreiben getestet wurde, wann und bei wem es funktioniert hat und unter welchen Umständen es offenbar keine überzeugenden Ergebnisse bringt.

Schreiben über emotionale Erfahrungen: ein kurzer historischer Rückblick

Fairerweise möchte ich Sie gleich zu Anfang darauf hinweisen, dass ich, was das Potenzial des expressiven Schreibens betrifft, selbst keine objektive Quelle bin. Ich bin Forscher, kein Therapeut. In den späten 1970er und frühen 1980er Jahren forschte ich über die Folgen der verschiedensten traumatischen Erfahrungen: den Tod der Partnerin oder des Partners, Naturkatastrophen, sexuelle Traumata, Scheidungen, körperliche Misshandlungen, den Holocaust.

In der Wissenschaft weiß man seit langem, dass jede Art von Trauma sehr belastend ist. Vielfach bewiesen wurde, dass Menschen, die Schreckliches erleben mussten, mit größerer Wahrscheinlichkeit depressiv oder krank werden, Änderungen beim Körpergewicht und bei den Schlafgewohnheiten erleiden und sogar häufiger an Herzerkrankungen und Krebs sterben als der nicht traumatisierte Teil der Bevölkerung. In den Studien über die Nachwirkungen schwerer Traumatisierungen, die ich gemeinsam mit meinen Studentinnen und Studenten durchführte, kam ich zu den gleichen Ergebnissen.

Eines aber fiel uns besonders auf: Mit einer traumatischen Erfahrung leben zu müssen, war schon in vieler Hinsicht schwierig. Wer jedoch eine solche Erfahrung gemacht und mit niemandem darüber gesprochen hatte, war noch deutlich schlechter dran. Wir stellten fest, dass das «Nicht darüber Reden» für die Betroffenen mit einem vergleichsweise noch höheren Erkrankungsrisiko verbunden war.

Bei schweren Traumatisierungen war der negative Effekt des Schweigens am offensichtlichsten. In mehreren Umfragen baten wir mehrere hundert Studierende sowie mittlere und höhere Angestellte einer großen Firma, einen kurzen Fragebogen zu traumatischen Erlebnissen in ihrer Kindheit und Jugend auszufüllen. Darin wurden sie gefragt, ob sie vor dem 17. Lebensjahr den Tod eines nahen Angehörigen, die Scheidung der Eltern, ein sexuelles Trauma, körperliche Misshandlungen oder eine andere, vergleichbare Erfahrung zu verkraften hatten, die «ihre Persönlichkeit veränderte». Zu jeder Angabe wurde außerdem gefragt, ob sie mit jemandem ausführlich über das Erlebnis gesprochen hatten. Drei der auffälligsten Ergebnisse sind in Abbildung 1 dargestellt: Erstens gaben über die Hälfte der von uns befragten Menschen an, vor dem 17. Lebensjahr etwas Traumatisierendes erlebt zu haben. (Bedenken Sie dabei, dass es sich um Studierende und Erwachsene aus der Mittel- und Oberschicht handelte.) Zweitens begaben sich diejenigen, die vor dem 17. Lebensjahr ein schweres Trauma erlitten hatten, doppelt so häufig wegen irgendwelcher Erkrankungen in ärztliche Behandlung als Menschen ohne traumatisierende Erfahrung. Und drittens gingen von denen, die traumatisiert waren, diejenigen, die das Erlebte für sich behalten hatten, mit fast 40-prozentiger Wahrscheinlichkeit häufiger zum Arzt als Menschen, die mit anderen offen über ihre Erfahrungen gesprochen hatten (Pennebaker und Susman, 1988).

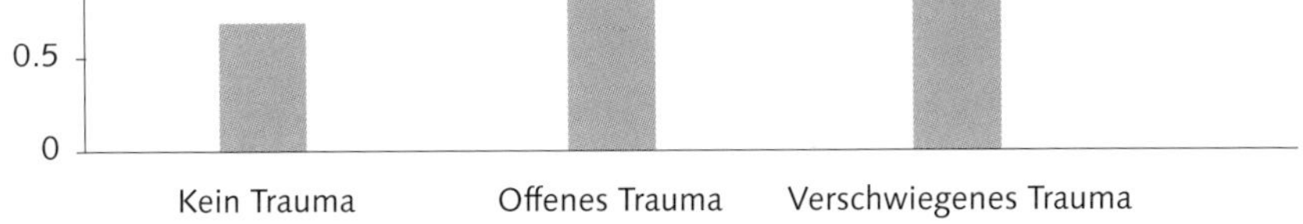

Abbildung 1: Anzahl der Arztbesuche pro Jahr bei Menschen, die kein Kindheitstrauma erlitten hatten («kein Trauma»), die eine oder mehrere traumatisierende Erlebnisse gehabt und mit anderen darüber gesprochen hatten («offenes Trauma») und die mindestens ein signifikantes Kindheitstrauma erlebt und es für sich behalten hatten («verschwiegenes Trauma»).

Spätere Forschungsarbeiten anderer Teams bestätigten diese Ergebnisse. Erwachsene, deren Partnerinnen oder Partner Suizid verübt hatten oder ganz plötzlich z. B. durch einen Autounfall verstorben waren, blieben in den Jahren danach gesünder, wenn sie mit anderen offen über das Trauma gesprochen hatten, als andere, die alles mit sich allein abgemacht hatten. Ähnlich hatten Schwule und Lesben, die offen zu ihrer sexuellen Orientierung standen, sich also «geoutet» hatten, weniger schwerwiegende gesundheitliche Probleme als Schwule und Lesben, die ihre sexuelle Orientierung geheim hielten (Cole et al., 1996). Nicht über wichtige Themen im eigenen Leben zu sprechen bedeutet also ein signifikantes gesundheitliches Risiko.

Diese ursprünglichen Ergebnisse über die Folgen des Verschweigens traumatisierender Erlebnisse führten zu der ersten Studie zum expressiven Schreiben. Wenn das «Nicht darüber Reden» potenziell ungesund ist, stellt sich die Frage, ob sich die Gesundheit der Betroffenen verbessern lässt, wenn man sie ermutigt, über ihre emotional belastenden Erlebnisse zu sprechen oder gar zu schreiben. In der Mitte der 1980er Jahre versuchten wir, diese Frage ganz direkt zu beantworten. An unserem ersten Schreibprojekt nahmen fast 50 Studierende teil. Sie alle waren einigermaßen gesunde, ganz gewöhnliche junge Menschen, die gerade ihr Studium am College aufgenommen hatten. Als sie sich für das Experiment einschrieben, wussten sie, dass sie an vier aufeinander folgenden Tagen jeweils 15 Minuten am Tag etwas schreiben sollten. Was sie zu dem Zeitpunkt nicht wussten, war, wovon die zu schreibenden Texte handeln würden. Per Münzwurf wurden die Studierenden nach dem Zufallsprinzip einer von zwei Gruppen zugeordnet. Die eine Gruppe wurde gebeten, über traumatische bzw. emotional stark belastende Erlebnisse zu schreiben, der zweiten wurden oberflächliche, emotional nicht weiter aufwühlende Themen gestellt.

Da sich das Experiment für einige der Teilnehmerinnen und Teilnehmer (ebenso wie für mich) als lebensverändernde Erfahrung erwies, wäre es sicher lohnend, wenn Sie einmal versuchen würden sich vorzustellen, wie den Betroffenen zumute war. Stellen Sie sich vor, Sie würden in mein Büro geleitet und dort würde Ihnen Folgendes gesagt:

«Sie haben sich für ein Experiment angemeldet, in dem Sie an vier aufeinander folgenden Tagen jeweils 15 Minuten lang schreiben werden. Alles, was Sie schreiben, wird anonym und vertraulich behandelt. Sie werden deshalb dazu auch keinerlei Feedback bekommen. Nach jeder Schreibphase werden wir Sie bitten, das Geschriebene in einen dafür vorgesehenen Kasten zu werfen, damit wir es analysieren können. Ob Sie es abgeben, ist aber ganz Ihre Sache. Wenn Sie es nicht abgeben wollen, ist das völlig in Ordnung.

Beim Schreiben möchte ich Sie bitten, wirklich loszulassen und Ihren tiefsten Gedanken und Gefühlen zu einem traumatischen Erlebnis nachzugehen. Sie können dieses Erlebnis mit anderen Bereichen Ihres Lebens verknüpfen: mit Ihrer Kindheit, Ihrer Beziehung zu Ihren Eltern, engen Freundinnen und Freunden, Partnerinnen und Partnern oder irgendwelchen anderen Menschen, die Ihnen wichtig sind. Natürlich können Sie auch über die Zukunft schreiben: wer Sie gern sein möchten, wer Sie in der Vergangenheit waren oder wer Sie jetzt sind. Wichtig ist, dass Sie wirklich loslassen und über Ihre tiefsten Gefühle und Gedanken berichten. Wenn Sie möchten, können Sie an allen vier Tagen über das Gleiche schreiben. Sie können sich aber auch jeden Tag für etwas anderes entscheiden – das ist ganz Ihnen überlassen. Natürlich gibt es viele Menschen, die in ihrem Leben noch keine traumatischen Erlebnisse zu verkraften hatten. Wir alle mussten aber sicherlich schon mit größeren Konflikten oder emotional belastenden Situationen fertig werden. Auch darüber können Sie schreiben.»

Viele Studierende waren von diesen Anweisungen überrascht. Bis dahin hatte Sie praktisch noch nie jemand aufgefordert, einige ihrer wichtigsten Erfahrungen im Leben schriftlich in Worte zu fassen. Trotzdem gingen sie in ihre Kabinen und schrieben sich die Seele aus dem Leib. In dieser, ebenso wie in allen späteren Studien, schrieben die Teilnehmerinnen und Teilnehmer über wahrlich furchtbare Erlebnisse: schreckliche Geschichten über Scheidungen, Vergewaltigungen, körperliche Misshandlungen, Selbstmordversuche ebenso wie seltsame, bizarre Geschehnisse, die in keine Kategorie passen. Viele kamen mit Tränen in den Augen aus den Kabinen. Ganz offenkundig war es eine emotional aufwühlende Erfahrung für sie gewesen. Aber sie kamen wieder. Und am letzten Tag des Experiments berichteten die meisten, es sei eine für sie zutiefst wichtige Erfahrung gewesen.

Uns ging es aber auch darum, was mit diesen Menschen in den Wochen und Monaten nach dem viertägigen Schreibprojekt geschah. Mit ihrer Erlaubnis durften wir mit verfolgen, wie oft sie vor und nach der

Studie wegen irgendwelcher Erkrankungen bei einer Ärztin oder einem Arzt gewesen waren. In den ersten vier Studien kam es bei denen, die am expressiven Schreiben teilgenommen hatten, im Durchschnitt zu 43 Prozent weniger Arztbesuchen als bei den Mitgliedern der Kontrollgruppe, die nur über oberflächliche Themen geschrieben hatten. (Die häufigsten Gründe für Arztbesuche waren Grippe, Erkältungen und Atemwegsinfekte.) Das Schreiben über persönliche Traumata führte dazu, dass die Betroffenen nur halb sooft wie sonst aus gesundheitlichen Gründen eine Arztpraxis aufsuchten (Pennebaker und Beall, 1986).

Wenn Sie Grafiken mögen und nicht sehr kritisch sind, könnte es sein, dass Sie angesichts der in Abbildung 2 dargestellten Ergebnisse in Begeisterung geraten. Allerdings ist es wichtig, die dort abgebildeten Effekte in die richtige Perspektive zu rücken. Es sind statistische Ergebnisse, die auf vier Studien mit relativ gesunden College-Studierenden beruhen. Sie sagen nichts darüber aus, wer vom expressiven Schreiben profitiert und wer nicht. Sie verraten auch nichts darüber, warum, wann und unter welchen Bedingungen das expressive Schreiben nützen könnte. Und was noch wichtiger ist: Sie helfen nicht bei der Beantwortung der Frage, ob das Schreiben über unsere Gefühle uns hilft, mit unserem Leben besser zurecht zu kommen.

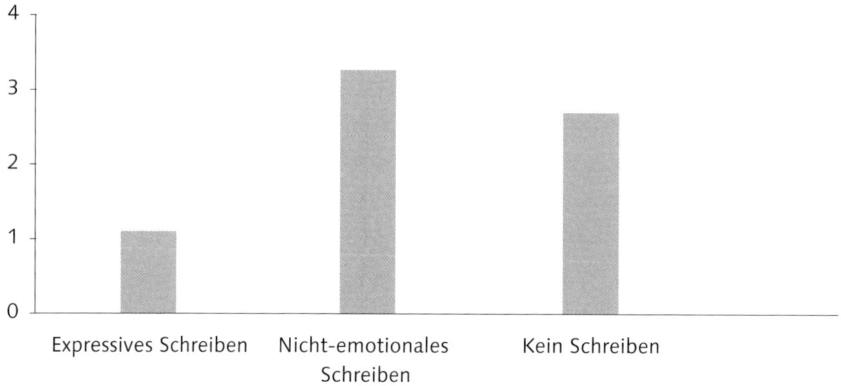

Abbildung 2: Anzahl jährlicher Arztbesuche aus Krankheitsgründen in den drei Monaten nach dem Experiment für die Teilnehmerinnen und Teilnehmer am expressiven Schreiben und die beiden Kontrollgruppen («Nicht-emotionales Schreiben», «Kein Schreiben»). Die Angaben für die «Kein Schreiben»-Gruppe basiert auf Daten über vergleichbare Studierende, die nicht an dem Experiment teilnahmen.

Wie wirkt sich das Schreiben aus?

Seit den ersten Studien über das expressive Schreiben in den 1980er Jahren sind Dutzende ähnlicher Experimente durchgeführt worden. Die ersten Forschungsarbeiten konzentrierten sich fast ausschließlich auf die Anzahl von Arztbesuchen aus Krankheitsgründen. Mit der Zeit wurde immer deutlicher, dass das Schreiben für den Heilungsprozess in vielerlei Hinsicht sehr viel mehr tun konnte als irgendjemand sich das jemals vorgestellt hatte. Erst jetzt, 20 Jahre später, erfährt die Methode ihre volle Wertschätzung.

Biologische Auswirkungen

Wir wissen, dass Menschen seltener zum Arzt gehen, wenn sie sich im expressiven Schreiben geübt haben. Gibt es infolge des Schreibens also tatsächlich biologische Veränderungen? Ja, und sie zeigen sich in mehreren physiologischen Systemen.

Immunsystem

Das Immunsystem des Körpers kann mehr oder weniger effektiv funktionieren, was unter anderem davon abhängt, welchem Stress die betroffene Person ausgesetzt ist. Forschungsteams von der Ohio State University, der University of Miami, der Auckland Medical School und anderswo haben nachgewiesen, dass das expressive Schreiben mit einer allgemeinen Verbesserung der Immunfunktion verbunden ist (Lepore und Smyth, 2002). Vorsicht: Wir wissen noch nicht, was diese Veränderungen für die langfristige Gesundheit tatsächlich bedeuten.

Medizinische Gesundheitsmarker

Bei der Behandlung von Patientinnen und Patienten mit chronischen Gesundheitsproblemen konzentriert man sich in der Medizin häufig auf spezifische Indikatoren, die Auskunft darüber geben, ob die Erkrankung in Schach gehalten werden kann oder sich verschlimmert. In den letzten Jahren hat die Forschung nachweisen können, dass expressives Schreiben bei Asthma mit einer besseren Lungenfunktion und bei Arthritis mit geringeren Schmerzen sowie einem leichteren Krankheitsverlauf verbunden werden kann (Smyth et al., 1999). Bei Patientinnen und Patienten mit

Aids stieg die Anzahl der weißen Blutkörperchen (Petrie et al., im Druck) und bei Patientinnen und Patienten mit metastasierenden Krebserkrankungen traten weniger Schlafstörungen auf (De Moor et al., 2002). Andere Studien mit gesunden Erwachsenen haben ein leichtes Absinken beim Ruheblutdruck (Crow, 2000) und beim Leberenzymenpegel nachgewiesen (Francis und Pennebaker, 1992).

Physiologische Stressindikatoren

Etwas überraschend ist die Tatsache, dass Menschen häufig schon während des Schreibens oder Sprechens über traumatische Erlebnisse unmittelbare Anzeichen von vermindertem Stress zeigen. Z.B. vermindern sich die Muskelspannung im Gesicht und die Feuchtigkeit der Hände (ein häufig von «Lügendetektoren» gemessenes Stresssignal). Unmittelbar nach dem expressiven Schreiben sind Blutdruck und Puls niedriger (Pennebaker et al., 1987).

Psychische Auswirkungen

Die psychischen und emotionalen Auswirkungen des expressiven Schreibens sind ein wenig komplizierter als ursprünglich gedacht. Wichtig ist, zwischen den unmittelbaren und langfristigen Folgen zu unterscheiden.

Stimmungsveränderungen unmittelbar nach dem Schreiben

Sich traurig zu fühlen ist normal. Unmittelbar nach dem Schreiben über traumatische Themen geht es den Betroffenen häufig erst einmal schlechter. Sie sind bekümmert, müssen vielleicht sogar weinen. Diese Auswirkungen sind jedoch in der Regel kurzfristig und halten nur ein oder zwei Stunden an. Das expressive Schreiben kann mit dem Anschauen eines traurigen Films verglichen werden; anschließend fühlt man sich wehmütiger, aber auch weiser. Sich dieses Effekts bewusst zu sein ist extrem wichtig. Wenn Sie vorhaben, über wichtige Ereignisse in Ihrem Leben zu schreiben, sollten Sie in jedem Fall dafür sorgen, dass Sie anschließend genug Zeit haben, um die Erfahrung in Ruhe nachklingen zu lassen.

Langfristige Stimmungsveränderungen

Expressives Schreiben kann für kurze Zeit traurig stimmen, die positiven langfristigen Auswirkungen sind die vorübergehende Niedergeschlagenheit aber in jedem Fall wert. Wer am expressiven Schreiben teilnimmt, berichtet später, sich zufriedener und weniger negativ zu fühlen als vor den Schreibübungen. Auch depressive Symptome wie häufiges Grübeln und allgemeine Ängstlichkeit gehen in den Wochen und Monaten nach dem Schreiben tendenziell zurück (Lepore, 1997).

Änderungen beim Verhalten

Schreiben beeinflusst aber nicht nur die körperliche und seelische Gesundheit. Es kann auch dazu führen, dass man sich anders verhält.

Leistung in der Schule, im Studium oder bei der Arbeit

Studienanfängerinnen und -anfängern hilft das expressive Schreiben, sich besser an ihre neue Umgebung anzupassen. Mehrere Untersuchungen haben ergeben, dass Studierende in dem Semester nach einem Schreibprojekt bessere Noten erzielen (Cameron und Nicholls, 1998; Lumley und Provenzano, 2003; Pennebaker et al., 1990). Dies könnte daran liegen, dass das expressive Schreiben das Arbeitsgedächtnis stärkt, das für unsere Fähigkeit, über komplexe Aufgaben nachzudenken, enorm wichtig ist. Wenn wir uns Sorgen machen – z. B. über emotional belastende Erlebnisse in der Vergangenheit –, leidet die Funktionsfähigkeit des Arbeitsgedächtnisses. Expressives Schreiben dagegen befreit und entlastet das Arbeitsgedächtnis und erlaubt uns dadurch, mehr komplexe Aufgaben in Angriff zu nehmen (Klein und Boals, 2001).

Soziales Leben

Der Umgang mit anderen Menschen kann manchmal schwierig sein. Je größer der emotionale Stress, unter dem man steht, desto anstrengender kann es werden, mit anderen zusammen zu leben, zu arbeiten oder Dinge zu gestalten. Neuere Studien legen nahe, dass das expressive Schreiben das soziale Leben von Menschen merklich verbessern kann. Um diesen Zusammenhang näher zu erforschen, wurden die Teilnehmerinnen und Teilnehmer eines entsprechenden Experiments gebeten, in den Tagen vor und nach dem Schreibprojekt einen kleinen Kassettenrekorder bei sich zu tragen, so dass ihre Begegnungen mit anderen ausgewertet werden konnten. Insgesamt sprachen diejenigen, die über ihre traumatischen Erfahrungen geschrieben hatten, in der Zeit danach mehr mit anderen, lachten sowohl schneller als auch häufiger und benutzten mehr mit positiven Emotionen verbundene Wörter. Durch das expressive Schreiben schienen sie sich im sozialen Umgang wohler zu fühlen, bessere Zuhörer und Erzähler, ja, bessere Freunde zu werden (Pennebaker und Graybeal, 2001).

Expressives Schreiben kann auch dazu beitragen, Wut zu lindern und Menschen für neue Arbeitsstellen leichter vermittelbar zu machen. Vor einigen Jahren nahm ich an einem Projekt mit Männern mittleren Alters teil, die nach über 15 Jahren Tätigkeit für dieselbe Hightech-Firma unerwartet ihre Stellen verloren hatten. Es war die wütendste, feindseligste und unangenehmste Gruppe, mit der ich je zusammengearbeitet habe. Einige der Teilnehmer wurden gebeten, über ihre tiefsten Emotionen und Gedanken im Zusammenhang mit dem Jobverlust zu schreiben; die Kontrollgruppe schrieb über ihre Zeitplanung (Teil der merkwürdigen amerikanischen Besessenheit vom Thema «Zeitmanagement»).

Acht Monate nach dem Schreibprojekt hatten 52 Prozent der Männer, die über den Jobverlust geschrieben hatten, neue Stellen; bei denen, die sich schreibend mit dem Zeitmanagement beschäftigt hatten, waren es nur 20 Prozent. Die Anzahl der Bewerbungsgespräche war bei den Mitgliedern beider Gruppen gleich gewesen. Der einzige Unterschied hatte darin bestanden, dass den expressiven Schreibern tatsächlich Stellen angeboten worden waren (Spera et al., 1994).

In vielerlei Hinsicht spricht die Arbeitslosenstudie dem Anliegen dieses Buches aus dem Herzen. Wir hatten es mit einer Gruppe erfolgreicher Männer zu tun, deren Leben an einem kalten Januartag unerwartet auseinandergebrochen war. Nach den vielen Entlassungen war der Stellenmarkt logischerweise eine Katastrophe. Die meisten Männer hatten Familien zu ernähren und gleichzeitig die Demütigungen des Jobverlusts zu verkraften. Die meisten konnten mit ihren Angehörigen, Nachbarn oder Freunden nicht darüber sprechen. Vor der Studie waren die wenigen, die zu Bewerbungsgesprächen eingeladen worden waren, so voller Feindseligkeit, dass ihre Gesprächspartnerinnen und Gesprächspartner lieber nichts mit ihnen zu tun haben wollten.

Nur die Männer, die gebeten worden waren, schreibend ihre Emotionen in Worte zu fassen, profitierten von der Übung. Das Schreiben hatte ihnen geholfen, die traumatische Erfahrung zu überwinden. Wurden sie danach zu Bewerbungsgesprächen eingeladen, waren sie gelassener und offener. Sie brauchten ihren zukünftigen Arbeitgebern nicht damit in den Ohren zu liegen, wie schlecht ihre frühere Firma sie behandelt hatte. Das expressive Schreiben hatte dazu beigetragen, diese Männer von feindseligen Grüblern in offenere und flexiblere Erwachsene zu verwandeln.

Wer profitiert vom Schreiben? Wer nicht?

Auch wenn bereits viel Mühe darauf verwandt wurde, ein Profil erfolgreicher Schreiberinnen und Schreiber zu entwerfen, hat die Forschung in diesem Bereich bisher nur begrenzte Erfolge verbuchen können. In allen Studien profitierten einige, aber nicht alle Teilnehmerinnen und Teilnehmer von der Methode. Es folgt, was wir bisher über die Gründe wissen:

Persönlichkeit, Geschlecht, Feindseligkeit und emotionales Bewusstsein

Was die Persönlichkeit betrifft, hat sich herausgestellt, dass alle Arten von Menschen vom expressiven Schreiben profitieren können. Mit Persönlichkeitsmerkmalen korrelierende Unterschiede waren bemerkenswert gering. Etwas deutlicher fielen die Unterschiede zwischen den Geschlechtern aus. In einer großen Anzahl von Studien profitierten Männer tendenziell stärker vom Schreiben als Frauen. Darüber hinaus ziehen Menschen, die von sich aus tendenziell eher feindselig und aggressiv sind und mit ihren eigenen Emotionen nicht so gut in Kontakt stehen, aus dem Schreiben mehr gesundheitliche Vorteile als schon vorher gelassenere, sich selbst stärker reflektierende und emotional offenere Personen (Smyth, 1998; Christensen et al., 1996).

Feindselige, nicht mit ihren Gefühlen in Kontakt stehende Männer könnten für das expressive Schreiben besonders geeignete Kandidaten sein, weil sie sich wahrscheinlich von sich aus am wenigsten öffnen und anderen anvertrauen. Je mehr jemand in seinem Freundeskreis er selbst sein kann, desto wahrscheinlicher ist es, dass er emotional schwierige Zeiten einigermaßen gut bewältigt. Bedenken Sie jedoch, dass selbst die emotional offenste Person der Welt manchmal in eine Situation kommen kann, in der sie über ein traumatisches Erlebnis oder eine emotionale Krise nicht mit anderen sprechen kann. Auch in solchen Fällen kann das expressive Schreiben mit großer Wahrscheinlichkeit hilfreich sein.

Bildung und Schreibkompetenz

Studien zum expressiven Schreiben sind mit Mitgliedern aller sozialen Schichten durchgeführt worden. Entsprechend unterschiedlich war der jeweilige Bildungsgrad. In manchen Fällen hatten die Teilnehmerinnen und Teilnehmer keine Vorstellung von Rechtschreibung und Grammatik. Doch das machte keinen Unterschied. Sie erzählten trotzdem packende und aussagekräftige Geschichten. Ich habe auch schon mit Menschen gearbeitet, die in ihrer Schulzeit so streng bestraft wurden, dass sie kaum irgendetwas schriftlich in Worte fassen mochten, aus Angst, ich könnte ihnen mit einem Lineal auf die Finger schlagen. Nachdem sie jedoch einmal verstanden hatten, dass ihre Texte weder benotet noch sonst wie beurteilt oder auch nur namentlich bis zu ihnen rückverfolgt werden konnten, legte sich ihre Angst.

Zeitlicher Abstand und Art des Traumas

Wie kurz oder lang ein Trauma zurückliegt, ist aller Wahrscheinlichkeit nach für den Erfolg des expressiven Schreibens ebenfalls wichtig. Auch wenn es noch keine systematische Forschung zu diesem Thema gibt, spricht vieles für die Annahme, dass das expressive Schreiben weniger nützt, wenn die traumatische Erfahrung erst wenige Tage zurückliegt. Je nach der Schwere des Traumas sind die Betroffenen in den ersten ein bis drei Wochen danach häufig desorientiert. Wenn Sie das Gefühl haben, von einer traumatischen Erfahrung noch tief erschüttert zu sein, ist es wahrscheinlich zu früh, ernsthaft mit dem Schreiben zu beginnen.

Was die Art des Traumas betrifft, haben wir hinsichtlich des potenziellen Nutzens der Schreibübungen keine Unterschiede feststellen können. Einige Forscherinnen und Forscher meinen, dass sich das expressive Schreiben positiver auswirke, wenn das traumatische Ereignis unerwartet und ungewollt über die Betroffenen hereinbrach. Ein Forschungsteam aus den Niederlanden vertritt die Ansicht, dass das Schreiben nach dem natürlichen Tod eines engen Freundes oder Angehörigen keinen Nutzen bringe. (Allerdings meinen sie auch, dass es nicht schade; Stroebe et al., 2002).

Kultur, Schichtzugehörigkeit und Sprache

Positive Auswirkungen des expressiven Schreibens wurden in vielen Ländern rund um den Globus nachgewiesen: in den USA, in Japan, Neuseeland, Mexiko, den Niederlanden, Deutschland, Spanien, Großbritannien, Ungarn und Polen. Allem Anschein nach scheint es auch in jeder Sprache zu funktionieren, und zwar unabhängig davon, ob es sich dabei um die Muttersprache der Betroffenen handelt. In den genannten Ländern haben Menschen aus der Ober-, Mittel- und Unterschicht vom expressiven Schreiben profitieren können (Lepore and Smyth, 2002; Pennebaker, 1997).

Funktionieren bestimmte Arten des Schreibens besser als andere?

Eine der wichtigsten Debatten in der Welt des expressiven Schreibens dreht sich heutzutage darum, wie und warum die Schreibübungen funktionieren. In dem Versuch, diese Frage zu beantworten, haben wir nach und nach feststellen können, dass bestimmte Schreibtechniken unter Umständen tatsächlich wirksamer sein können als andere. Im zweiten Teil dieses Buches werden wir die entsprechenden Varianten vorstellen.

Schreiben oder sprechen

Ist das Sprechen über eine traumatische Erfahrung ebenso hilfreich wie das Schreiben? Das kommt darauf an. Eine Studie verglich das Besprechen eines Kassettenrekorders mit dem Schreiben. Beide Techniken waren gleichermaßen wirksam (Esterling et al., 1994). Geht es jedoch darum, mit einer anderen Person über ein belastendes Erlebnis zu sprechen, ist die Sache schon sehr viel komplizierter. Akzeptiert Sie die andere Person, ganz egal, was Sie sagen, und können Sie in Ihrer Schilderung vollkommen ehrlich sein, kann unter dieser Voraussetzung das Sprechen tatsächlich wirksamer sein als das Schreiben. Aber genau da liegt die Crux. Reagiert

die Person, der Sie sich anvertrauen, nicht wohlwollend auf Sie und auf das, was Sie zu sagen haben, könnte es sein, dass Sie das Gefühl bekommen, es wäre besser gewesen, wenn Sie gar nicht erst über das Thema gesprochen hätten.
Wie ist es, wenn etwas Geschriebenes von einer anderen Person gelesen wird? Ganz ähnlich. Wenn Ihr Gegenüber auf das, was Sie geschrieben haben, nicht mitfühlend reagiert, kann es sein, dass Ihre Gefühle hinterher negativer sind als vorher. In der einzigen Studie, in der das expressive Schreiben eher schadete als nutzte, mussten die Teilnehmerinnen und Teilnehmer über ein traumatisches Erlebnis schreiben und ihre Texte anschließend in der Gruppe vorlesen. Anders als die Forscherinnen und Forscher es erwartet hatten, machte das öffentliche Vorlesen die Betroffenen depressiver (Gidron et al., 1996).

Schreiben ohne Publikum

Menschen sprechen häufig nicht über traumatisierende Erlebnisse, weil sie die Reaktionen anderer fürchten. Der Zweck des expressiven Schreibens besteht darin, mit sich selbst vollkommen offen und ehrlich zu sein. Ihr Publikum sind Sie selbst – und zwar Sie ganz allein.

Schildern Menschen anderen, die sie nicht kennen oder denen sie nicht vertrauen, die Einzelheiten traumatischer Erfahrungen, halten sie sich häufig zurück. Wird die Geschichte jedoch nicht ehrlich und vollständig erzählt, kommt man auch nicht in den vollen Genuss der Vorteile, die das expressive Schreiben bieten kann.

Anders als jeder Aufsatz, den Sie in der Schule geschrieben haben, brauchen die Texte, die Sie im Rahmen unserer Schreibübungen verfassen, nicht von anderen gelesen werden. In einer unserer Studien (Pennebaker, 1997) baten wir Studierende, entweder auf normalem Papier oder auf einer Zaubertafel für Kinder über eine traumatische Erfahrung zu schreiben. (Erinnern Sie sich an diese Zaubertafeln? Man schreibt auf eine graue Plastikfläche und wenn man darüber fährt, verschwindet das Geschriebene wieder.) Beide Methoden erbrachten die gleichen positiven Ergebnisse.

Schreibstil

Einige Arten des Schreibens scheinen besser zu funktionieren als andere. Die in neueren Studien gewonnenen Erkenntnisse lassen sich in einigen gemeinsamen Richtlinien zusammenfassen. Am meisten hat man vom expressiven Schreiben, wenn man die unten aufgeführten Regeln befolgt:

- **Gestehen Sie Ihre Gefühle möglichst offen ein.** Emotionale Erfahrungen sind wesentliche Bestandteile eines Traumas. Sowohl negative als auch positive Gefühle, die während und nach einem traumatischen Erlebnis auftraten, zu spüren und zu benennen, ist besonders wichtig.
- **Machen Sie aus dem Erlebten eine zusammenhängende Geschichte.** Unmittelbar nach einem Trauma scheint häufig alles chaotisch und ohne jeden Zusammenhang zu sein. Ein Ziel des emotionalen Schreibens besteht darin, Bruchstücke wieder zusammenzufügen. Dies kann man z. B. dadurch erreichen, dass man eine in sich schlüssige Geschichte darüber schreibt, was geschehen ist und wie es einen berührt hat.
- **Wechseln Sie die Perspektiven.** Wer ein Trauma erlitten hat, sieht und versteht das Geschehene anfangs nur aus einer einzigen Perspektive – der eigenen. Wenn Menschen beginnen, ein belastendes Erlebnis in Worte zu fassen, beschreiben sie deshalb auch zuerst, was sie selbst gesehen, gefühlt und erlebt haben. Neuere Studien haben zeigen können, dass die Menschen, die am meisten vom expressiven Schreiben profitieren, allmählich anfangen, die Ereignisse mit den Augen anderer zu sehen (Campbell und Pennebaker, 2003).
- **Finden Sie Ihre Stimme.** Ein Leitprinzip des expressiven Schreibens lautet, sich offen und ehrlich auszudrücken. Wer einen kühlen und distanzierten Ton anschlägt und Shakespeare, Aristoteles oder Henry Ford zitiert, mag sehr gebildet sein und könnte gar geschliffene Leitartikel in der örtlichen Zeitung veröffentlichen. Beim expressiven Schreiben geht es aber ganz und gar nicht darum, Eindruck zu schinden. Am meisten haben davon alle, denen es gelingt, einen Tonfall zu treffen, der dem entspricht, wer sie wirklich sind.

- **Tippen Sie oder schreiben Sie per Hand.** Viele Menschen glauben intuitiv, dass es besser sei, ihre Texte per Hand zu schreiben als zu tippen. Tatsächlich geht es handschriftlich langsamer und das gibt Ihnen mehr Zeit, über das, was Sie schreiben, nachzudenken. Die wenigen Studien, die sich mit den unterschiedlichen Arten des Schreibens beschäftigten, haben jedoch keine bedeutsamen Unterschiede feststellen können (Brewin und Lennard, 1999). Die meisten Forscherinnen und Forscher würden Ihnen deshalb wahrscheinlich empfehlen, so zu schreiben, wie es Ihnen selbst am angenehmsten ist.

Mögliche Gefahren des expressiven Schreibens

Was wir bisher über das expressive Schreiben berichtet haben, klingt so, als wäre es das tollste Allheilmittel der Welt: Beginnen Sie noch heute mit dem expressiven Schreiben und Sie werden einen neuen Job finden, an Körper und Seele gesunden und von allen geliebt und bewundert werden. Das wäre zu schön, um wahr zu sein. Tatsächlich können mit dem expressiven Schreiben einige sowohl vorgestellte als auch reale Gefahren verbunden sein, die allzu oft übersehen werden.

Eine wenig berechtigte Sorge: Kontrollverlust

Manche meinen, traumatisierte Menschen könnten gerade mal so ihre Beherrschung wahren. Sie befürchten, schon das bloße Erwähnen aufwühlender Ereignisse könnte dazu führen, dass Traumaopfer außer Kontrolle geraten. Erst recht gelte dies, wenn traumatisierte Menschen gebeten werden, über emotional belastende Dinge zu schreiben. Es könnte ja sein, dass sie ausflippen, wirres Zeug reden und anfangen wild zu schreien.

Ich kann nicht ausschließen, dass dies tatsächlich einmal passiert. Bei den vielen tausend Betroffenen, die ich im Rahmen meiner Schreibprojekte betreut habe, ist es jedoch noch nie geschehen. Manche Teilnehmerinnen und Teilnehmer haben geweint und sich sehr traurig gezeigt. In insgesamt drei Fällen in den letzten 20 Jahren mussten wir für die Betroffenen ein psychotherapeutisches Gespräch arrangieren. Alle drei wollten jedoch am nächsten Tag weiter an dem Schreibprojekt teilnehmen.

Wie in Kapitel 2 noch ausführlicher besprochen wird, haben wir für unsere Studien und Workshops die so genannte «Ausflipp-Regel» eingeführt. Es handelt sich dabei um eine sehr einfache Regel: Wenn Sie beim Schreiben über ein bestimmtes Thema Angst bekommen oder spüren, dass es Sie zu sehr mitnimmt, lassen Sie es sein. Wenn Sie das Gefühl haben, dass irgendetwas dazu führen könnte, dass Sie ausflippen, schreiben Sie über etwas anderes. Dieses simple Prinzip funktioniert ausgesprochen gut.

Eine weitere wenig berechtigte Sorge: allzu intensive Analyse und Nabelschau

Das über sich selbst reflektierende Schreiben sollte als eine Art Mechanismus zur inneren Kurskorrektur angesehen werden. Wenn Sie ein traumatisches Erlebnis zu bewältigen haben, ist es wichtig, es zu analysieren, es zu verstehen – und anschließend mit Ihrem Leben weiterzumachen. Gelegentlich kann es aber vorkommen, dass Menschen, die über ein emotional aufwühlendes Thema reflektieren, irgendwann vollständig davon besessen sind. Die viertägige Schreibübung erweitert sich erst auf 40, dann auf 4000 Tage. Sie erzählen die gleichen Geschichten immer wieder, ohne je eine Lösung zu finden.

Es gibt überzeugende Hinweise darauf, dass es nicht hilfreich ist – ja, sogar schädlich sein kann –, Tag für Tag auf die gleiche Weise über das gleiche Thema zu schreiben. Man kann Dinge tatsächlich überanalysieren. Falls Sie nach mehreren Schreibtagen das Gefühl haben, dass Sie keinen Fortschritt machen, müssen Sie Ihre Schreibstrategie überdenken. Probieren Sie einige der alternativen Ansätze, die in diesem Buch beschrieben werden. Wenn auch das nicht zu funktionieren scheint, erwägen Sie, sich bei einer therapeutisch, sozialpädagogisch oder seelsorgerisch kompetenten Person professionellen Rat zu holen oder sich an eine vertrauenswürdige Freundin oder einen vertrauenswürdigen Freund zu wenden.

Eine mäßig berechtigte Sorge: Erpressung und Demütigung

Zu den schlimmsten Berichten über den sexuellen Missbrauch von Kindern gehören die Fälle, in denen die betroffenen Kinder ihren Müttern oder Vätern von dem sexuellen Missbrauch erzählen, die Eltern ihnen aber entweder nicht glauben oder ihnen selbst die Schuld daran geben. Vieles spricht dafür, dass diese Kinder besser dran gewesen wären, wenn sie die Vorfälle für sich behalten hätten.

Was, wenn Sie über ihre tiefsten Gefühle und Gedanken schreiben und jemand Ihre Aufzeichnungen liest? Über die Jahre habe ich von vielen Fällen gehört, in denen eine Partnerin oder ein Partner, eine Freundin oder ein Freund bzw. ein Elternteil das Tagebuch einer anderen Person gelesen hat und dies die Beziehung für immer veränderte, und zwar meist negativ. Was Sie schreiben, muss vertraulich bleiben. Es ist nur für Sie bestimmt. Wenn die Gefahr besteht, dass jemand Ihre Aufzeichnungen liest, müssen Sie erwägen, sie entweder zu verstecken oder selbst zu zerstören. Mit traumatisierenden Erlebnissen fertig werden zu müssen, ist schon schlimm genug. Was Sie in dieser Situation am wenigsten brauchen ist jemand, der Sie aufgrund Ihrer Erfahrungen verurteilen oder bloßstellen könnte.

Eine durchaus berechtigte Sorge: Lebensveränderungen

Wir alle sind in ein Netz zwischenmenschlicher Beziehungen eingebunden. Verändern wir einen Aspekt unseres Lebens, kann dies auf viele andere Bereiche Auswirkungen haben. Wie wir bisher mit einer traumatischen Erfahrung umgehen, könnte genau den Wünschen unserer Umwelt entsprechen. Verändert sich unsere Einstellung dazu, kann dies unsere engsten Beziehungen auf eine Art und Weise betreffen, wie wir sie uns bis dahin gar nicht vorstellen konnten. Zwei Geschichten verdeutlichen dieses Problem:

Zwei Geschichten

Vor mehreren Jahren arbeitete ich mit einer jungen Frau, deren Ehemann ein knappes Jahr zuvor plötzlich verstorben war. Bei ihren Kolleginnen und Kollegen galt sie trotz dieser schlimmen Erfahrung als «Fels in der Brandung». Ihr Optimismus im Angesicht des Verlusts wirkte auf ihr Umfeld ansteckend und ermutigend. Sie kam zu mir, weil sie das Gefühl hatte, über den Tod ihres Mannes schreiben zu müssen, was sie dann auch tat. Am letzten Tag war sie wie verwandelt. Sie war entspannter, ihr Blutdruck war niedriger und sie sagte mir, sie sei zutiefst dankbar für die Schreiberfahrung.

Zwei Monate später trafen wir uns, um noch einmal rückblickend über diese Erfahrung zu sprechen. In der Zwischenzeit hatte sie ihre Stelle gekündigt, ohne sich noch einmal mit ihren Kolleginnen und Kollegen getroffen zu haben, und war zurück in ihren Heimatort gezogen. All diese Veränderungen, so erklärte sie mir, seien eine Folge des Schreibens gewesen. Durch die Schreiberfahrung habe sie erkannt, dass sie auf dem eingeschlagenen Weg nicht mehr weitergehen wolle. Die ganze Zeit über habe sie für ihre Umwelt eine falsche, fröhliche Fassade aufgebaut. Dann aber sei ihr klar geworden, dass die einzigen Menschen, zu denen sie wirklich ehrlich sein könne, ihre Freundinnen und Freunde aus der Kindheit seien.

War das expressive Schreiben für sie gut gewesen? Manche würden sagen, es habe ihre Karriere, ihre finanzielle Sicherheit sowie ihr gesamtes soziales Netzwerk in Gefahr gebracht. Sie selbst bezeichnete es als lebensrettend.

Der zweite Fall ist noch erstaunlicher. Eine Frau Anfang vierzig, Mutter von drei Kindern, erzählte mir von ihrem Bedürfnis zu schreiben, um mit einer Reihe schrecklicher Kindheitserlebnisse fertig zu werden, die sie noch immer verfolgten. Nach mehreren Tagen des Schreibens berichtete sie, sich zum ersten Mal in ihrem Leben frei zu fühlen. In den darauf folgenden Monaten verließ sie ihren Mann und zog mit ihren Kindern in eine Sozialwohnung, wo sie sich mehr schlecht als recht durchs Leben schlug. Sie ging durch eine Phase tiefer, fast suizidaler Depressionen, aus der sie sich nur ganz allmählich wieder emporarbeiten konnte.

In einem späteren Gespräch sagte sie mir, das Schreiben sei die direkte Ursache für ihre Scheidung, ihre Depressionen und ihre jetzige Armut gewesen. Doch genau wie die Frau, deren Mann gestorben war, sei sie dankbar für die Schreiberfahrung und die daraus gewonnenen Einsichten. Tief innerlich habe sie schon lange gewusst, dass sie sich irgendwann mit den grundlegenden Konflikten ihrer Kindheit auseinandersetzen müsse, zumal sie wegen ihrer früheren Erlebnisse immer wieder zutiefst unglücklich war. Es habe sie mehr gekostet als erwartet, doch im Rückblick sei es alle Mühen wert gewesen.

Die beiden Fälle zeigen, dass das Schreiben zu einer echten Bedrohung werden kann. Durch das Austragen bisher unbearbeiteter innerer Konflikte kann sich der Verlauf des eigenen Lebens – und damit zwangsläufig auch der des Lebens anderer Menschen – grundlegend verändern. Statistisch können wir belegen, dass die meisten Menschen die Veränderungen in ihrem Leben nach dem expressiven Schreiben positiv bewerten. Und selbst die beiden Frauen, deren Leben so gründlich auf den Kopf gestellt wurde, sind bis heute dankbar für die Kraft, die das Schreiben über emotional belastende Themen ihnen verliehen hat.

Nichts ist so einfach wie es scheint.

Ein ungeprüftes Leben ist nicht lebenswert.
Sokrates

Dies über alles: sei dir selber treu,
Und daraus folgt, so wie die Nacht dem Tage,
Du kannst nicht falsch sein gegen irgendwen.
Shakespeare

2 Vorbereitung auf das Schreiben

Das nächste Kapitel stellt eine Grundübung des expressiven Schreibens vor. Die sich über vier Tage erstreckende Übung hat sich zur Verbesserung der psychischen und körperlichen Gesundheit vielfach als hilfreich erwiesen. Was die einfachen Anweisungen allerdings nicht vermitteln ist die Bedeutung des Umfelds beim Schreiben. *Wo*, *wann* und *wie* Sie schreiben, kann manchmal ebenso wichtig sein wie das, was Sie schriftlich niederlegen.

Dieses Kapitel will Ihnen helfen, die Bühne für Ihren Schreibauftritt richtig vorzubereiten. Stellen Sie sich das expressive Schreiben am besten als eine Art Ritual vor. Damit es seine größtmögliche Wirkung entfaltet, ist es wichtig, Ort, Zeit und Atmosphäre sorgfältig zu wählen. Und während Sie ein günstiges Umfeld für Ihr Schreiben schaffen, können Sie auch gleich darüber nachdenken, welches Thema Sie sich für Ihr ganz persönliches Schreibprojekt vornehmen wollen.

Worüber schreiben?

Vordergründig ist dieses Arbeitsbuch für Menschen gedacht, die mit emotional belastenden Erfahrungen oder Traumata fertig werden müssen. Kennzeichnend für die meisten Traumata ist jedoch, dass sie direkt oder indirekt jeden Lebensbereich durchdringen. Für Ihr Schreibprojekt bedeutet dies, dass Sie anfangs vielleicht tatsächlich über ein klar abgrenzbares, tragisches Erlebnis schreiben, dann aber feststellen, dass Sie mit etwas ganz anderem weitermachen. Relativ oft habe ich z. B. erlebt, dass Menschen mit dem Tod eines Elternteils als traumatische Erfahrung beginnen und schon nach 15 Minuten bei den eigenen Eheproblemen sind. Das ist völlig in Ordnung. Folgende einfache Regeln sollen Ihnen helfen:

- **Beginnen Sie mit einem emotional belastenden Erlebnis, das Sie bis heute beschäftigt.** In den meisten Fällen ist dies ziemlich einfach auszumachen. Sie wissen, warum Sie Schlafprobleme haben oder immer wieder an ein bestimmtes Ereignis denken müssen. Beginnen Sie direkt mit diesem Ereignis. Wenn Sie dann nach einer Weile merken, dass Sie sich einem anderen Thema zuwenden, folgen Sie ruhig diesem inneren Wegweiser.

- **Vertrauen Sie der Richtung, die Ihr Schreiben nimmt.** Wie gesagt, könnte es sein, dass Sie mit einem Trauma beginnen, nach einiger Zeit aber feststellen, dass Sie während des Schreibens bei anderen Themen gelandet sind. Solange diese anderen Themen emotional für Sie bedeutsam sind, sollten Sie dabei bleiben. Wenn Sie sich jedoch dabei ertappen, dass Sie darüber schreiben, was Sie gern zum Abendessen hätten, oder irgendein anderes Thema verfolgen, dass im Grunde nur dazu geeignet ist, Sie abzulenken, zwingen Sie sich, zu Ihrem Trauma zurückzukehren. Anders ist es, wenn Sie merken, dass das Schreiben über das Trauma anfängt, Sie zu langweilen. In dem Fall sollten Sie das Thema wechseln. Überlegen Sie, welche emotionalen Probleme Sie nachts wach halten bzw. welchen Fragen Sie am stärksten aus dem Weg gehen.

- **Lassen Sie schlafende Hunde ruhen.** Wir alle haben im Laufe unseres Lebens schmerzhafte Erfahrungen sammeln und mit ihnen fertig werden müssen. An viele denken wir nicht mehr – sie scheinen uns nicht mehr wirklich zu berühren. Wenn solche alten Themen für Ihr jetziges Leben nicht mehr relevant sind, warum sollten Sie dann darüber schreiben?

- **Schreiben Sie nur über Traumata, die Ihnen bewusst sind.** In der Vergangenheit ist viel über so genannte verdrängte Erinnerungen geschrieben worden. Dahinter steht die Vorstellung, dass viele Menschen schreckliche Kindheitserlebnisse hatten, an die sie sich nicht mehr bewusst erinnern können; sexueller Missbrauch spielt dabei eine besondere Rolle. Falls Sie an ein bestimmtes Kindheitserlebnis keine Erinnerung haben, sollten Sie davon ausgehen, dass es niemals stattgefunden hat. Schreiben Sie nur über Traumata und belastende Erlebnisse, die in ihrem Bewusstsein gespeichert sind. Auf diese Weise sparen Sie unter Umständen tausende an Therapie- und möglicherweise sogar Gerichtskosten.

Wie oft schreiben?

In so gut wie allen Studien zum expressiven Schreiben wurden die Teilnehmerinnen und Teilnehmer gebeten, an drei oder vier aufeinander folgenden Tagen etwa 15 bis 20 Minuten lang zu schreiben. Diese Vorgaben gelten auch für das in diesem Buch beschriebene Schreibprojekt. Fassen Sie den Vorsatz, das expressive Schreiben vier Tage lang auszuprobieren. Das ist alles. Wenn Sie mehr schreiben wollen, ist Ihnen das natürlich unbenommen. Und wenn Sie zusätzlich einige der anderen, in späteren Kapiteln des Buches vorgestellten Übungen ausprobieren möchten, würde mich das freuen. Um herauszufinden, ob das expressive Schreiben für Sie hilfreich sein kann, sollten Sie Kapitel 3 als Wegweiser nutzen und sich an vier Tagen jeweils etwa 20 Minuten für das Schreiben freihalten.

Aufeinander folgende Schreibtage?

Ob es besser ist, an vier aufeinander folgenden Tagen zu schreiben oder zwischen den einzelnen Schreibtagen größere Pausen einzulegen, ist noch umstritten. Eine Studie zu dem Thema kommt z. B. zu dem Schluss, dass es besser sein könnte, an vier aufeinander folgenden Wochen einmal pro Woche zu schreiben (Smyth, 1998). Ihr Zeitplan und die Dringlichkeit, die Sie verspüren, wenn es um die Bewältigung Ihrer emotional belastenden Erlebnisse geht, sollten den Ausschlag geben. Meine eigene Erfahrung ist, dass das Schreiben an vier aufeinander folgenden Tagen ein wenig wirksamer ist.

20 Minuten als Minimum

Und was, wenn Sie nach 20 Minuten noch weiter schreiben wollen? Dann schreiben Sie weiter! Die 20 Minuten-Regel bezeichnet ein willkürlich gewähltes Minimum. Das bedeutet: Planen Sie für jeden Tag mindestens 20 Minuten Zeit zum Schreiben ein. Gleichzeitig gilt, dass Sie mehr schreiben dürfen, aber nicht weniger schreiben sollten.

Vier Tage als Minimum

Was, wenn Sie feststellen, dass Sie gerne schreiben und es am liebsten über die vier Tage hinaus fortsetzen würden? Tun Sie es! Wenn sie erst einmal mit dem Schreiben begonnen haben, stellen viele Menschen fest, dass es eine ganze Reihe von Themen gibt, über die sie nachdenken und schreiben möchten. Schreiben Sie so lange, wie es Ihren Bedürfnissen entspricht. Die vier Tage sollten Sie tatsächlich nur als Minimum betrachten.

Tagebuch schreiben – eine gute oder schlechte Idee?

Paradoxerweise gibt es keine eindeutigen Hinweise darauf, dass das Führen eines Tagebuchs der Gesundheit zuträglich ist. Ein Grund dafür könnte sein, dass man, wenn man sich angewöhnt, täglich zu schreiben, immer weniger Zeit darauf verwendet, sich mit psychologisch wirklich wichtigen Themen auseinanderzusetzen. Meine eigene Erfahrung ist, dass ein Tagebuch am besten dann funktioniert, wenn man es nach Bedarf einsetzt. Wenn in Ihrem Leben alles gut läuft, wenn Sie glücklich sind und in Gedanken nicht andauernd mit vergangenen Erlebnissen beschäftigt sind, gibt es keinen Grund, sich ständig selbst zu analysieren. Lassen Sie das Leben laufen und genießen Sie es so, wie es kommt. Die Lebenserfahrung sagt uns, dass es in Zukunft mit Sicherheit auch wieder einmal schwierigere Zeiten geben wird. Wenn es so weit ist, greifen Sie zum Stift, um Ihre Probleme besser bewältigen zu können.

Schreiben als Heilmittel

Stellen Sie sich das expressive Schreiben als Heilmittel vor, das Ihnen von nun an immer zur Verfügung stehen wird. Es hat die gleiche Funktion wie ein Medikament in Ihrem Arzneischrank. Sind Sie gesund, brauchen Sie nichts einzunehmen. Fühlen Sie sich angeschlagen, können Sie jederzeit auf das bewährte Mittel zurückgreifen. Wenn Sie das Schreiben als heilend empfunden haben, probieren Sie es erneut damit, wenn Bedarf besteht. Es kann gut sein, dass Sie in Zukunft gar nicht mehr vier Tage lang 20 Minuten schreiben müssen. Möglicherweise reicht es aus, nur gelegentlich zu schreiben, und zwar immer dann, wenn etwas Sie belastet.

Wann schreiben?

Wir brauchen jetzt nicht gleich philosophisch zu werden – ein wenig müssen wir uns aber doch grundsätzlich mit dem Thema Zeit beschäftigen. Es geht darum, vom Zeitpunkt in Ihrem Leben bis hin zum Zeitpunkt in Ihrem Tagesablauf den jeweils besten Moment fürs Schreiben auszumachen.

Seit dem Trauma verstrichene Zeit

Traumata und emotional belastende Erlebnisse können trügerisch sein. Manche brechen plötzlich herein und enden ebenso abrupt, andere scheinen niemals aufzuhören. Falls Sie sich für das Schreiben entscheiden, sollten Sie die folgenden Aspekte bedenken:

Ein kürzlich zurückliegendes Trauma

Wenn Sie erst in den letzten zwei oder drei Wochen ein massives Trauma erlitten haben, ist es möglicherweise noch nicht an der Zeit, darüber zu schreiben. Zumindest könnte es zu früh sein, sich mit den tieferen Gefühlen auseinanderzusetzen, die durch das Trauma ausgelöst wurden. Ist das Trauma oder das emotional belastende Erlebnis noch zu frisch, bleiben Sie auf der sicheren Seite, wenn Sie mit einer Beschreibung dessen beginnen, was gerade in Ihrem Leben alles geschieht. Sobald Sie sich etwas wohler fühlen, können Sie das Trauma selbst in Angriff nehmen und etwas tiefer liegende Gefühle ansprechen. Wenn Sie nicht sicher sind, ob Sie zum Schreiben bereit sind, tun Sie es lieber nicht. Legen Sie das Buch zur Seite und kommen Sie in einigen Wochen erneut darauf zurück.

Ein andauernder Aufruhr der Gefühle

Einige Traumata und emotional belastende Erlebnisse entwickeln ein Eigenleben: In irgendeiner Form scheinen sie immer zugegen zu sein. Einige Beispiele sind das Leben mit einer tödlichen oder chronischen Erkrankung, das Durchfechten eines langwierigen Scheidungsprozesses oder der Umgang mit einem gewalttätigen Elternteil oder Ehepartner. In allen diesen Situationen hat sich das Schreiben als nützlich erwiesen. Ein viertägiges Schreibprojekt kann durchaus hilfreich sein. Zieht sich die schwierige Konstellation jedoch in Zukunft weiter hin, sind zusätzliche Schreibphasen empfehlenswert.

Ein Trauma in der Vergangenheit

Die in diesem Buch vorgestellten Schreibübungen wurden ursprünglich für Menschen erdacht, die in der Vergangenheit etwas sehr Belastendes oder Traumatisierendes erleben mussten. Das fragliche Ereignis kann einen Monat oder mehrere Jahrzehnte zurückliegen. Das Durchführen der Übungen ist besonders empfehlenswert, wenn Sie merken, dass Sie häufig an das Erlebte denken, sich deswegen Sorgen machen oder davon träumen. Expressives Schreiben kann auch helfen, wenn Sie merken, dass die Vergangenheit negativ in Ihren jetzigen Alltag hineinwirkt.

Ein Trauma in der Zukunft

Kann es ebenso hilfreich sein, über den absehbaren Tod eines geliebten Menschen zu schreiben? Über eine Scheidung, von der Sie wissen, dass sie auf Sie zukommen wird? Oder über etwas anderes, das sich für die Zukunft abzeichnet? Sicher, warum nicht! Es kostet nichts und hilft Ihnen bestenfalls, sich auf das Kommende besser vorzubereiten. Gehen Sie beim Schreiben jedoch der Frage nach, warum Sie bestimmte Gefühle haben und in welchem Verhältnis sie zu anderen Themen in Ihrem Leben stehen.

Ist dies die richtige Zeit in Ihrem Leben?

Das expressive Schreiben kann Sie zwingen, sich mit wichtigen emotionalen Erfahrungen auseinanderzusetzen, denen Sie bisher vielleicht eher aus dem Weg gegangen sind. Häufig denken die Betroffenen in der Schreibphase viel über das Erlebte nach und sprechen auch mit andern ausführlich über die Ereignisse. Natürlich gibt es Zeiten im Leben, in denen die Voraussetzungen für eine solche intensive Beschäftigung mit emotional schwierigen Themen günstiger oder ungünstiger sind als sonst. Wenn Sie in der luxuriösen Lage sind, sich den Zeitpunkt aussuchen zu können, sollten Sie Zeiten bevorzugen,

- in denen es bei Ihrer Arbeit nicht so viel zu tun gibt,
- in denen Sie Urlaub haben,
- in denen ein freies Wochenende vor Ihnen liegt,

- in denen Sie nicht noch tausend andere Dinge zu erledigen haben,
- in denen Sie nach der täglichen Schreibphase noch ein wenig Zeit für sich haben.

Leider kommen emotionale Erschütterungen häufig zur unrechten Zeit. Außerdem haben sie die lästige Eigenschaft, unangenehme Begleitumstände mit sich zu bringen. Deshalb könnte es sein, dass Ihr Schreibprojekt in eine Zeit fällt, die eher hektisch und chaotisch ist. Dann zu schreiben ist aber immer noch besser als überhaupt nicht zu schreiben.

Welches ist die günstigste Tageszeit?

Ich bin ein großer Verfechter der Methode, möglichst jeden Tag zur gleichen Uhrzeit zu schreiben. Auf diese Weise fällt es am leichtesten, ein regelmäßiges Schreibritual zu begründen. Ebenso wichtig ist aber auch die Frage, was nach dem Schreiben ansteht. Mindestens zwei wissenschaftliche Studien sind zu der Empfehlung gelangt, nach dem Schreiben etwas Zeit zum Reflektieren einzuplanen (Petrie et al., 1998). Eine Schreibsitzung sollten Sie deshalb tunlichst nicht so legen, dass Sie gleich hinterher z. B. einen wichtigen beruflichen Termin wahrnehmen müssen.

In ihrem beliebten Buch *Der Weg des Künstlers* (2000) rät Julia Cameron dazu, jeden Morgen gleich nach dem Aufwachen völlig frei und unstrukturiert aufzuschreiben, was einem durch den Kopf geht. Sie sieht darin eine gute Möglichkeit, den Geist freizumachen, ehe man den Tag beginnt. Obgleich ich keine Forschungsarbeiten kenne, die diese Empfehlung unterstützen, halte ich sie intuitiv für durchaus sinnvoll. Am Morgen über ein traumatisches Erlebnis zu schreiben kann genauso gut funktionieren wie zu jeder anderen Tageszeit – vorausgesetzt man hat anschließend noch etwas Zeit zum Reflektieren.

In unseren Studien hatten wir die größten Erfolge, wenn die Teilnehmerinnen und Teilnehmer gegen Ende des Tages schrieben. Wenn Sie Kinder haben, um die Sie sich abends kümmern müssen, könnte es sinnvoll sein, sich zum Schreiben hinzusetzen, nachdem die Kinder ins Bett gegangen sind. Die wichtige Regel ist, dass Sie nach dem Schreiben etwas freie Zeit haben, damit Sie dem Geschriebenen noch etwas nachspüren können.

Wo schreiben?

Schaffen Sie sich selbst eine heilsame Umgebung. Die meisten Arztpraxen und Krankenhäuser ähneln sich hinsichtlich der räumlichen Aufteilung, der Gerüche, der Beleuchtung und der Kleidung der dort arbeitenden Fachkräfte. Schon beim Eintreten vermittelt dies ein subtiles Gefühl der Sauberkeit, Ordnung, Strukturiertheit und des Heilens. Ähnlich strömen Kirchen, Tempel und Moscheen ein Gefühl der Ruhe aus. Wir spüren, dass wir uns in solchen Umgebungen entspannen und für Neues öffnen können. Stellen Sie sich das expressive Schreiben als ihr persönliches Ritual der Heilung vor. Weil Sie Ihre eigene Heilerin oder Ihr eigener Heiler sind, können Sie den für das Schreiben genutzten Raum ganz nach Ihren Wünschen und Vorstellungen gestalten. Aufgrund meiner Forschungen fallen mir einige Vorschläge ein:

Sorgen Sie dafür, dass der Ort, an dem Sie schreiben, etwas Besonderes ist

Für Ihre Schreibübungen sollten Sie idealerweise einen Ort auswählen, an dem Sie in der Regel nicht arbeiten. Falls Ihre Wohnsituation kein wirklich ruhiges Plätzchen hergibt, gehen Sie in eine Bibliothek, ein Café oder gar nach draußen in einen Park. Wichtig ist, dass Sie einen Ort finden, der Ihnen ein Gefühl von Trost und Sicherheit gibt.

Die meisten Menschen schreiben am liebsten zuhause. Wenn Sie ein ruhiges Zimmer haben, in dem Sie schreiben können, richten Sie es so ein, dass es ein wenig anders ist als sonst. Verändern Sie z. B. die Beleuchtung. In einigen unserer Studien bedeckten wir Lampen mit roten Tüchern und stellten sie auf den Boden, um so ein besonders schönes Licht zu schaffen. Wir wollten, dass der Raum so aussah wie kein anderer.

Entwickeln Sie ein Schreibritual

Damit das Schreiben zu einem positiven Ritual werden kann, vergessen Sie nicht, Ihren Schreibplatz jeden Tag auf die gleiche Art und Weise herzurichten. Z.B. könnten Sie eine Kerze anzünden, wenn Sie mit dem Schreiben beginnen, und sie feierlich auspusten, wenn Sie fertig sind. Manche Menschen nutzen Duftöle, um eine unverwechselbare Atmosphäre zu schaffen. Andere stellen Bilder oder Gegenstände auf, die für sie eine bestimmte Bedeutung haben, und sorgen so für einen emotionalen Rückhalt. Das Ritual kann vor dem Schreiben beginnen und sich auf die Zeit nach dem Schreiben erstrecken. Es ist nicht unüblich, dass Menschen vor dem täglichen Schreiben bestimmte Körperübungen (z.B. Yoga) machen oder eine Weile meditieren. Eine Dusche oder ein Bad vor oder nach dem Schreiben kann als eine Art Reinigungsritual fungieren. Auf ähnliche Weise kann das Tragen einer bestimmten Kopfbedeckung, Bluse oder Krawatte für Sie ein Signal sein, sich auf das Schreiben einzustellen. Sie sind die Person, die das Sagen hat. Entwickeln Sie das Schreibritual, das zu Ihrer Persönlichkeit und Ihren besonderen Bedürfnissen am besten passt.

Schreibwerkzeuge

Dieses Arbeitsbuch ist so gestaltet, dass Sie direkt hineinschreiben können. Allerdings ist dies nur ein Vorschlag, an den Sie sich natürlich nicht zu halten brauchen. Manche Menschen ziehen es vor, sich ein schönes Tagebuch zu kaufen, andere tippen lieber an ihrem Computer. Ob Sie dieses Arbeitsbuch zum Schreiben benutzen oder nicht, hat für die Wirkung des Schreibens keine Folgen. Sie entsteht einzig und allein durch das Schreiben selbst.

Viele Menschen wünschen sich ganz genaue, detaillierte Anweisungen. Ist es besser, einen Bleistift oder einen Füllfederhalter zu verwenden? Spielt die Farbe eine Rolle? All das ist völlig Ihnen überlassen. Schreiben Sie gern mit einem Füller? Dann nehmen Sie einen Füller. Oder lieber mit einem blauen Buntstift? Dito. Doch mit etwas ganz anderem? Sie haben die freie Wahl!

Die «Ausflipp-Regel»

Hiermit bekommen Sie von mir grünes Licht für Ihr erstes expressives Schreibprojekt. Ehe Sie anfangen, sollten Sie sich allerdings unbedingt noch einmal unsere «Ausflipp-Regel» vergegenwärtigen:

- Wenn Sie das Gefühl haben, dass das Schreiben über ein bestimmtes Thema Ihnen zuviel wird, lassen Sie es sein. Wenn Sie spüren, dass Sie (noch) nicht bereit sind, ein bestimmtes, schmerzhaftes Thema anzupacken, schreiben Sie über etwas anderes. Irgendwann werden Sie dazu bereit sein und dann können Sie es immer noch angehen. Wenn Sie das Gefühl haben, dass das Schreiben dazu führen könnte, dass Sie «ausflippen», hören Sie damit auf.

Welche Regel könnte einfacher sein? Viel Spaß beim Schreiben!

3 Das viertägige Schreibprojekt

Dieses Kapitel stellt die wichtigsten Merkmale des expressiven Schreibens vor. Die Anweisungen sind das Ergebnis zahlreicher wissenschaftlicher Studien über besonders erfolgreiche Schreibübungen. Bei Ihrem ersten Schreibprojekt besteht Ihr Ziel darin, an vier aufeinander folgenden Tagen mindestens 20 Minuten pro Tag zu schreiben. Es ist in Ordnung, Tage zu überspringen; vieles spricht jedoch dafür, die viertägige Übung möglichst zügig abzuschließen.

Außerdem wird empfohlen, dass Sie nach dem Fertigstellen des täglichen Pensums den kurzen Fragebogen beantworten. Er gibt einen groben Hinweis darauf, wie sich das Schreiben auf Sie auswirkt. Am Ende der vier Schreibtage können Sie rückblickend einschätzen, wie Ihre Eindrücke sich im Laufe der Zeit entwickelt haben. Kapitel 4 erklärt Ihnen, wie Sie die beim Schreiben entstandenen Texte analysieren und für sich nutzen können.

Allgemeine Anweisungen

In den nächsten vier Tagen werden Sie gebeten, über ein Trauma oder ein emotional aufwühlendes Erlebnis zu schreiben, das Ihr Leben grundlegend beeinflusst hat. Einige einfache Richtlinien sollten Sie dabei stets im Auge behalten:

- **Schreiben Sie 20 Minuten täglich.** Wenn Sie am Ende länger als 20 Minuten schreiben, ist das völlig in Ordnung. Bedenken Sie nur, dass Sie auch am darauf folgenden Tag mindestens 20 Minuten schreiben müssen. Sie können Ihre «Überstunden» nicht am nächsten Tag «abfeiern».

- **Wechselnde oder durchgehende Themen?** Sie können an allen vier Tagen über dasselbe Ereignis oder an jedem Tag über etwas anderes schreiben. Nicht jeder hat ein schwerwiegendes Trauma, über das er schreiben will. Wir alle haben jedoch schon größere Konflikte oder Stressfaktoren erlebt – auch dies können mögliche Themen sein. Wichtig ist nur, dass Sie etwas auswählen, das für Sie persönlich äußerst wichtig ist.

- **Schreiben Sie kontinuierlich.** Wenn Sie einmal mit dem Schreiben begonnen haben, sollten Sie möglichst kontinuierlich weiter schreiben, ohne zwischendurch aufzuhören. Machen Sie sich keine Gedanken über Rechtschreibung oder Grammatik. Ihre ehemaligen Deutschlehrerinnen und Deutschlehrer werden Ihren Text nicht zu sehen bekommen. Falls Ihnen nichts mehr einfällt, wiederholen Sie einfach, was Sie schon geschrieben haben.

- **Schreiben Sie nur für sich selbst.** Was Sie schreiben, ist nur für Sie selbst gedacht und für niemanden sonst. Planen Sie schon jetzt, das Geschriebene zu vernichten oder an einem geheimen Ort aufzubewahren, wenn Sie fertig sind. Verwandeln Sie die Schreibübung nicht in einen Brief, der sich an einen anderen Menschen richtet. Wenn Sie mit Ihrer Aufgabe fertig sind und Sie tatsächlich einen Brief schreiben wollen, können Sie dies immer noch tun. Die im Rahmen des Schreibprojekts entstandenen Texte sind aber grundsätzlich nur für Ihre Augen gedacht.

- **Halten Sie sich an die Ausflipp-Regel.** Wenn Sie das Gefühl haben, dass Sie über ein bestimmtes Ereignis nicht schreiben können, weil es Sie zur Verzweiflung treiben würde, schreiben Sie nicht darüber. Greifen Sie nur solche Erlebnisse oder Situationen auf, mit denen Sie derzeit einigermaßen umgehen können. Falls es zusätzliche Themen gibt, die Sie im Moment nicht berücksichtigen können, gibt es in Zukunft sicher noch Gelegenheit, darauf zurückzukommen.

- **Worauf Sie sich einstellen sollten.** Viele Menschen fühlen sich nach dem expressiven Schreiben traurig oder niedergeschlagen, besonders am ersten Tag bzw. an den ersten beiden Tagen. Wenn es auch Ihnen so gehen sollte, denken Sie daran, dass dies völlig normal ist. Das Gefühl dauert in der Regel ein paar Minuten, manchmal auch ein paar Stunden an – ähnlich wie nach dem Anschauen eines traurigen Films. Planen Sie, wenn irgend möglich, nach der Schreibsitzung etwas Zeit für sich selbst ein, um über die angesprochenen Themen noch einmal nachdenken zu können.

→ Tag 1: Anweisungen

Denken Sie daran, dass dies der erste von vier Schreibtagen ist. Für heute besteht Ihr Ziel darin, Ihre tiefsten Gedanken und Gefühle zu der traumatischen Erfahrung aufzuschreiben, die Ihr Leben am meisten beeinflusst hat. Versuchen Sie, beim Schreiben wirklich loszulassen und das Ereignis in all seinen Auswirkungen auf Ihr Leben auszuloten. Schreiben Sie über das Ereignis selbst, darüber, wie Sie sich fühlten, als es eintrat, und darüber, wie Sie sich jetzt fühlen, wenn Sie daran denken.

Wenn Sie möchten, können Sie auch schon damit beginnen, das Ereignis mit anderen Bereichen Ihres Lebens zu verknüpfen. In welchem Zusammenhang steht es mit Ihrer Kindheit, mit der Beziehung zu Ihren Eltern und anderen engen Angehörigen? Wie ist es mit den Menschen verbunden, die Sie in Ihrem Leben am meisten geliebt oder gefürchtet haben oder auf die Sie am meisten wütend sind? In welchem Bezug steht es zu Ihrem derzeitigen Leben, Ihren Freunden und Angehörigen, Ihrer Arbeit, Ihrem Platz im Leben? Vor allem aber auch: Wie verhält es sich dazu, wer Sie in der Vergangenheit waren, wer Sie in Zukunft gern sein würden und wer Sie jetzt sind? Beim heutigen Schreiben ist es besonders wichtig, dass Sie sich wirklich öffnen und Ihren tiefsten Gefühle und Gedanken rund um diesen emotionalen Aufruhr in Ihrem Leben nachgehen. Denken Sie daran, kontinuierlich die gesamten 20 Minuten über zu schreiben. Und vergessen Sie nie, dass das, was Sie schreiben, für Sie, und zwar Sie ganz allein bestimmt ist.

Wenn die 20 Minuten abgelaufen sind und Sie fertig sind, lesen Sie den Abschnitt «Gedanken nach dem Schreiben».

Tag 1: Platz zum Schreiben

Tag 1: Platz zum Schreiben

Tag 1: Gedanken nach dem Schreiben

Herzlichen Glückwunsch, Sie haben Ihren ersten Schreibtag abgeschlossen! Ehe Sie das Arbeitsbuch für heute zur Seite legen, füllen Sie bitte noch den folgenden Fragebogen aus. Schreiben Sie dafür eine Zahl zwischen 0 und 10 hinter jede Frage.

Die Bedeutung der Zahlen:

0 1 2 3 4 5 6 7 8 9 10
gar nicht etwas sehr

1. In welchem Maße haben Sie Ihre tiefsten Gedanken und Gefühle zum Ausdruck gebracht? ....
2. In welchem Maße fühlen Sie sich jetzt traurig oder aufgewühlt? ....
3. In welchem Maße fühlen Sie sich jetzt glücklich? ....
4. In welchem Maße war das heutige Schreiben wertvoll und bedeutsam für Sie? ....
5. Beschreiben Sie kurz auf folgenden Zeilen, wie das Schreiben heute für Sie gelaufen ist.

....

....

....

....

....

....

....

....

....

....

....

Für viele Menschen ist der erste Schreibtag am schwierigsten. Das expressive Schreiben kann Gefühle und Gedanken nach oben spülen, von denen Sie gar nicht wussten, dass Sie in Ihnen steckten. Der Schreibfluss kann auch sehr viel schneller in Gang gekommen sein, als Sie jemals erwartet hätten, besonders wenn Sie über etwas geschrieben haben, das Sie lange Zeit für sich behalten haben.

Falls Sie sich Sorgen machen, weil jemand Ihre Texte lesen könnte, rate ich Ihnen, die für handschriftliche Eintragungen vorgesehenen Seiten aus dem Buch herauszureißen und an einem sicheren Ort aufzubewahren oder zu vernichten. Das Aufbewahren hat den Vorteil, dass Sie die Texte nach Abschluss der vier Schreibtage noch einmal durchlesen und analysieren können. Nehmen Sie sich jetzt jedoch erst einmal etwas Zeit für sich selbst. Bis morgen!

→ Tag 2: Anweisungen

Heute ist der zweite von vier Schreibtagen. Am ersten Tag wurden Sie gebeten, Ihre Gedanken und Gefühle zu einem traumatischen Ereignis, das Sie tief getroffen hat, in aller Ausführlichkeit auszuloten. Heute besteht Ihre Aufgabe darin, Ihre tiefsten Gedanken und Gefühle etwas genauer zu betrachten. Sie können über das gleiche Ereignis schreiben wie am ersten Tag oder ein ganz anderes Thema wählen.

Was das Schreiben selbst betrifft, sind die Anweisungen ähnlich wie beim letzten Mal. Versuchen Sie heute jedoch noch stärker, das traumatische Ereignis zu allen möglichen Bereichen Ihres Lebens in Beziehung zu setzen. Es ist wichtig zu erkennen, dass eine traumatische oder emotional sehr belastende Erfahrung andere Bereiche des Lebens beeinflussen kann. Dazu gehört das Verhältnis zu Angehörigen sowie Freundinnen und Freunden ebenso wie die Frage, wie man sich selbst sieht und von anderen gesehen wird, wie man mit seiner Arbeit zurechtkommt und wie man an die eigene Vergangenheit denkt. Überlegen Sie deshalb beim heutigen Schreiben, wie das fragliche Ereignis Ihr Leben beeinflusst hat. Sie können auch darüber schreiben, in welchem Maße Sie selbst für einige der Auswirkungen des Traumas verantwortlich sind. Schreiben Sie auch diesmal die gesamten 20 Minuten über kontinuierlich weiter und versuchen Sie, sich möglichst weit zu öffnen und Ihren tiefsten Gedanken und Gefühlen nachzuspüren. Nach dem Schreiben füllen Sie dann den Fragebogen am Ende dieses Abschnitts aus.

Tag 2: Platz zum Schreiben

Tag 2: Platz zum Schreiben

Tag 2: Gedanken nach dem Schreiben

Sie haben jetzt den zweiten Tag ihres viertägigen Schreibprojekts abgeschlossen. Ehe Sie das Arbeitsbuch für heute zur Seite legen, füllen Sie bitte noch den folgenden Fragebogen aus. Schreiben Sie dafür eine Zahl zwischen 0 und 10 hinter jede Frage.

Die Bedeutung der Zahlen:

0	1	2	3	4	5	6	7	8	9	10
gar nicht					etwas					sehr

1. In welchem Maße haben Sie Ihre tiefsten Gedanken und Gefühle zum Ausdruck gebracht? ....
2. In welchem Maße fühlen Sie sich jetzt traurig oder aufgewühlt? ....
3. In welchem Maße fühlen Sie sich jetzt glücklich? ....
4. In welchem Maße war das heutige Schreiben wertvoll und bedeutsam für Sie? ....
5. Beschreiben Sie kurz auf folgenden Zeilen, wie das Schreiben heute für Sie gelaufen ist.

....

....

....

....

....

....

....

....

....

....

....

Sie haben jetzt zwei Tage Schreiberfahrung und können anfangen, erste Vergleiche zu ziehen. Unterscheidet sich Ihr heutiger Text von dem des ersten Tages? Haben sich die Themen verschoben? Hat sich Ihre Art zu schreiben verändert? Denken Sie vor der nächsten Schreibphase über das nach, was Sie geschrieben haben. Beginnen Sie, die Dinge in einem anderen Licht zu sehen? Wie wirkt sich das Schreiben auf Ihre Stimmung aus?

Nehmen Sie sich jetzt etwas Zeit dafür, die Schreiberfahrung ganz in Ruhe ausklingen zu lassen. Bis morgen!

→ Tag 3: Anweisungen

Inzwischen haben Sie bereits zwei Schreibtage hinter sich gebracht. Nach dem heutigen Tag werden Sie nur noch einen weiteren Schreibtag vor sich haben. Beim nächsten Mal werden Sie Ihre Geschichte also zu Ende führen müssen. Heute haben Sie jedoch noch einmal Gelegenheit, die tiefsten Gedanken und Gefühle zu den bisher angesprochenen Themen ausgiebig auszuloten. Auf den ersten Blick ist die heutige Aufgabe denen der früheren Tage sehr ähnlich. Sie können sich auf dieselben Themen konzentrieren, Ihren Blick aber auch entweder auf ein anderes traumatisches Ereignis oder einen anderen Aspekt desselben Traumas lenken. Ihr oberstes Ziel sollte heute allerdings darin bestehen, sich auf Ihre Gedanken und Gefühle zu den Ereignissen zu konzentrieren, die Ihr Leben am meisten beeinflussen.

Wichtig ist, dass Sie nicht bloß wiederholen, was Sie bereits an den ersten beiden Tagen geschrieben haben. Über dasselbe Thema zu schreiben ist völlig in Ordnung, doch sollten Sie darauf achten, es auch von unterschiedlichen Perspektiven und Standpunkten aus zu betrachten. Was denken und fühlen Sie, wenn Sie über das belastende Ereignis schreiben? Wie hat es Ihr Leben geprägt? Wie hat es zu dem beigetragen, wer Sie heute sind? Erlauben Sie sich heute auch, vor allem die Bereiche anzusprechen, in denen Sie sich besonders verletzlich fühlen. Schreiben Sie wie immer mindestens 20 Minuten lang kontinuierlich weiter.

Tag 3: Platz zum Schreiben

Tag 3: Platz zum Schreiben

Tag 3: Gedanken nach dem Schreiben

Sie haben heute den vorletzten Tag Ihres Schreibprojekts abgeschlossen. Bitte füllen Sie den folgenden Fragebogen aus und schreiben Sie dabei hinter jede Frage eine Zahl zwischen 0 und 10.

Die Bedeutung der Zahlen:

0	1	2	3	4	5	6	7	8	9	10
gar nicht					etwas					sehr

1. In welchem Maße haben Sie Ihre tiefsten Gedanken und Gefühle zum Ausdruck gebracht? ....
2. In welchem Maße fühlen Sie sich jetzt traurig oder aufgewühlt? ....
3. In welchem Maße fühlen Sie sich jetzt glücklich? ....
4. In welchem Maße war das heutige Schreiben wertvoll und bedeutsam für Sie? ....
5. Beschreiben Sie kurz auf folgenden Zeilen, wie das Schreiben heute für Sie gelaufen ist.

....

....

....

....

....

....

....

....

....

....

....

In den meisten Studien erwies sich der dritte Schreibtag als sehr bedeutsam. Einige stoßen an diesem Tag auf Themen, denen sie bis dahin aus dem Weg gegangen sind – fast, als hätten sie an den ersten beiden Schreibtagen nur kurz die Zehen ins Wasser gehalten, um zu sehen, ob es auch nicht zu kalt ist; erst am dritten Tag sind sie dann bereit, ganz hineinzuspringen. Andere öffnen sich gleich am ersten Tag so weit, dass sie am dritten Tag das Gefühl haben, ihr Pulver schon verschossen zu haben. Beide Verläufe sind ein gutes Zeichen und mit gesundheitlichen Verbesserungen verbunden.

Wie beim letzten Mal sollten Sie auch heute versuchen zu vergleichen, was Sie an den drei Tagen geschrieben haben. Was von dem, was jetzt an die Oberfläche gedrungen ist, scheint für Sie besonders wichtig zu sein? Haben Ihre Gefühle beim Schreiben Sie überrascht? Hat das Schreiben auch in den Zeiten, in denen Sie nicht mit dem Arbeitsbuch beschäftigt waren, irgendwelche neuen oder wichtigen Gedanken in Ihnen ausgelöst?

Denken Sie daran, dass morgen der letzte Tag Ihres viertägigen Schreibprojekts ist. Die morgigen Anweisungen werden den heutigen stark ähneln. Da es der letzte Tag ist, sollten Sie jedoch schon jetzt daran denken, wie Sie die verschiedenen Stränge Ihrer Geschichte zusammenführen und miteinander verbinden können. Doch jetzt verwöhnen Sie sich erst einmal ein bisschen. Bis morgen!

→ Tag 4: Anweisungen

Heute ist der letzte Tag Ihres viertägigen Schreibprojekts. Wie an den vorherigen Tagen sollen Sie Ihre Gedanken und Gefühle im Zusammenhang mit den emotional belastendsten Ereignissen in Ihrem Leben so tief wie möglich ausloten. Treten Sie innerlich einen Schritt zurück und denken Sie an die Ereignisse, Themen, Gedanken und Gefühle, die Sie in Ihren Texten offenbart haben. Versuchen Sie dann beim heutigen Schreiben, mögliche Lücken zu schließen und Dinge anzusprechen, die Sie bisher noch nicht erwähnt haben. Wie denken und fühlen Sie heute? Was haben Sie durch die emotional aufwühlenden Ereignisse in Ihrem Leben verloren, gewonnen, dazugelernt? Wie werden sich diese vergangenen Ereignisse auf Ihre Gedanken und Handlungen in der Zukunft auswirken?

Lassen Sie beim Schreiben vollkommen los und seien Sie ehrlich mit sich selbst. Setzen Sie alles daran, Ihre Erfahrungen zu einer Geschichte zu verbinden, die Sie in die Zukunft mitnehmen können.

Tag 4: Platz zum Schreiben

Tag 4: Platz zum Schreiben

Tag 4: Gedanken nach dem Schreiben

Sie haben heute den letzten Tag Ihres Schreibprojekts abgeschlossen. Bitte füllen Sie den folgenden Fragebogen aus und schreiben Sie dabei hinter jede Frage eine Zahl zwischen 0 und 10.

Die Bedeutung der Zahlen:

0	1	2	3	4	5	6	7	8	9	10
gar nicht					etwas					sehr

1. In welchem Maße haben Sie Ihre tiefsten Gedanken und Gefühle zum Ausdruck gebracht? ....
2. In welchem Maße fühlen Sie sich jetzt traurig oder aufgewühlt? ....
3. In welchem Maße fühlen Sie sich jetzt glücklich? ....
4. In welchem Maße war das heutige Schreiben wertvoll und bedeutsam für Sie? ....
5. Beschreiben Sie kurz auf folgenden Zeilen, wie das Schreiben heute für Sie gelaufen ist.

....

....

....

....

....

....

....

....

....

....

....

....

Der heutige Tag beschließt das viertägige Schreibprojekt. Die meisten empfinden den letzten Schreibtag als am wenigsten angenehm. Sollte dies auch bei Ihnen der Fall sein, ist dies höchstwahrscheinlich ein Zeichen dafür, dass Sie es leid sind, sich mit Ihren traumatischen Erlebnissen zu beschäftigen und lieber mit den anderen Aspekten Ihres Lebens fortfahren möchten.

Möglicherweise sind Sie versucht, die verschiedenen Texte, die Antworten auf den Fragebogen und die persönlichen Beobachtungen gleich nach dem vierten Schreibtag noch einmal durchzusehen. Natürlich ist es wichtig, Rückblick zu halten und die Erfahrung auszuwerten. Ich empfehle Ihnen jedoch dringend, eine Pause von mindestens zwei oder drei Tagen einzulegen. Wenn Sie dann bereit sind, sich das Geschriebene noch einmal anzuschauen, wenden Sie sich bitte dem nächsten Kapitel zu.

4 Rückblick und Auswertung

Hat das viertägige Schreibprojekt Ihr Leben auf irgendeine Weise positiv verändert? Falls ja, kann es von Nutzen sein, sich etwas genauer anzuschauen, welche Aspekte dabei am hilfreichsten waren. Wenn Sie wissen, was Ihnen am meisten geholfen hat, können Sie Ihre persönlichen Schreibübungen in Zukunft so gestalten, dass Sie die Vorteile des expressiven Schreibens voll ausschöpfen können. Wenn Sie dagegen das Gefühl haben, aus der Schreiberfahrung keinen Nutzen gezogen zu haben, ist es an der Zeit, eine ernsthafte Störungssuche zu betreiben und zu überlegen, was schief gelaufen sein könnte.

Um aus diesem Kapitel den größtmöglichen Nutzen ziehen zu können, ist es am besten, wenn Sie es mehrere Tage oder Wochen nach dem Abschluss des viertägigen Schreibprojekts durchlesen. Wenn Sie gerade erst mit dem Schreiben fertig geworden sind und trotzdem mehr wissen wollen, können Sie es ruhig einmal durchgehen, sollten das Buch jedoch anschließend beiseitelegen und später, wenn etwas mehr Zeit verstrichen ist, wieder darauf zurückkommen. Falls Sie Ihre Texte aufbewahrt haben, sollten Sie sie jetzt bereitlegen.

Mögliche Veränderungen festhalten

Dass ich es für wichtig erachte, eventuelle Veränderungen, die das Schreiben mit sich gebracht haben könnte, möglichst genau festzuhalten, geht vielleicht auf meine wissenschaftliche Prägung zurück. In jedem Fall glaube ich, dass es bedeutsam ist, sich mögliche Veränderungen im eigenen Leben bewusst zu machen. Überlegen Sie, wie Sie sich in den letzten Tagen gefühlt haben und vergleichen Sie es mit der Zeit vor dem Schreibprojekt. Haben Sie eine oder mehrere der folgenden Veränderungen bei sich feststellen können?

- Positiver gestimmt; häufiger gelacht
- Schneller eingeschlafen; allgemein besser geschlafen
- Gesünder gefühlt; weniger Schmerzen und Wehwehchen gehabt
- Weniger Alkohol getrunken; weniger Medikamente genommen, gesünder gegessen
- Weniger an das Trauma gedacht; die Gedanken daran als weniger schmerzhaft empfunden
- Weniger gereizt gewesen; weniger mit anderen in Streit geraten (das Gefühl gehabt, die anderen seien irgendwie netter geworden)
- Mehr ehrliche und offene Beziehungen aufgebaut
- Sich leichter auf die Arbeit konzentriert; mehr geschafft
- Im Leben mehr Sinn verspürt; ein besseres Verständnis des emotional belastenden Ereignisses gewonnen

Dies sind einige der häufigsten Ergebnisse, die in der Forschungsliteratur zum expressiven Schreiben aufgeführt werden. Wenn Sie bei mindestens einem der Punkte zustimmen konnten, ist das expressive Schreiben aller Wahrscheinlichkeit für Sie eine gute Methode der Bewältigung emotional schwieriger Situationen. Vieles spricht dafür, dass Ihnen auch die anderen in diesem Buch vorgestellten Schreibtechniken nützen könnten.

Was aber, wenn es Ihnen seit dem Schreibprojekt nicht besser, sondern eher schlechter geht? Bei einem kleinen Prozentsatz aller Fälle kann dies vorkommen und ist ebenfalls als ganz normale Reaktion anzusehen. Wenn Sie jedoch das Gefühl haben, in einer echten Krise zu stecken, stark depressiv sind und bei sich Selbstmordgedanken und/oder potenziell gefährliche Verhaltensweisen feststellen, brauchen Sie jemanden, mit dem Sie reden können. In dem Abschnitt mit dem Titel «Rat und Hilfe» am Ende dieses Buches finden Sie Kontaktdaten verschiedener Organisationen, die Beratung in Krisen anbieten.

Wenn Sie aus dem Schreiben keinen greifbaren Nutzen ziehen konnten, Sie aber das Gefühl haben, dass es Ihnen trotzdem etwas gebracht haben könnte, lesen Sie den Rest des Kapitels besonders aufmerksam. Es ist gut möglich, dass Sie in Ihren Texten noch ein paar Geheimnisse entdecken, die sich für Sie als richtungsweisend entpuppen könnten.

Auf Äußerlichkeiten achten

Wenn Sie per Hand (und nicht am Computer) geschrieben und Ihre Texte aufgehoben haben, halten Sie einen Moment lang inne und schauen Sie sich die Seiten an wie jemand, der wissenschaftliche Forschungen betreibt, Ihrer Muttersprache aber nicht mächtig ist. Beginnen Sie mit der Handschrift. Hat sich das Erscheinungsbild Ihrer Handschrift in den vier Tagen verändert? Wie steht es mit der Neigung der Handschrift? Bei vielen Menschen werden während der schriftlichen Auseinandersetzung mit emotional belastenden Themen Veränderungen bei der Handschrift erkennbar.

Schauen Sie sich die Textproben einer Frau an, die an vier aufeinander folgenden Tagen über einen zutiefst belastenden sexuellen Übergriff schrieb, den sie als Jugendliche hatte erleben müssen. Am ersten Schreibtag war ihre Handschrift noch sehr kontrolliert, an den folgenden Tagen wurde sie bewegter und ausdrucksvoller. In vielerlei Hinsicht spiegelt die Art, wie sie schrieb, die Veränderungen in ihrem Denken über das Ereignis wider.

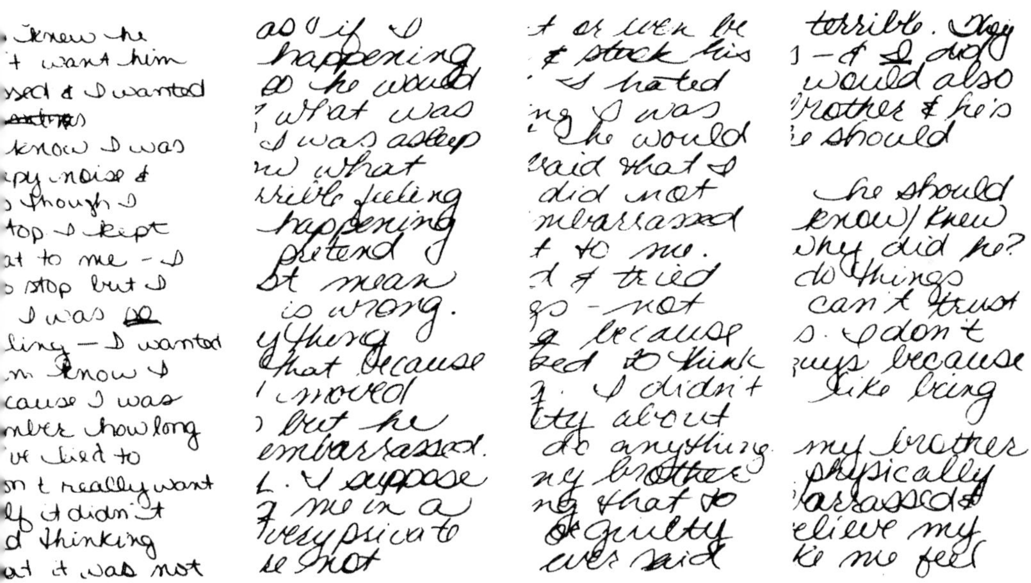

Tag 1 Tag 2 Tag 3 Tag 4

bbildung 3: Textproben einer 21-jährigen Frau, die im Rahmen ines Schreibprojekts an vier aufeinander folgenden Tagen über ieselbe emotional belastende Erfahrung schrieb.

Beachten Sie außer der Handschrift aber auch Streichungen und Korrekturen. Wenn man einen Text schreibt und dabei versucht, nach außen einen bestimmten Eindruck zu vermitteln, wägt man seine Worte ab und feilt an den Formulierungen. Streichungen und Korrekturen lassen darauf schließen, dass jemand mehr darauf geachtet hat, wie er schreibt, und weniger darauf, was er zu schreiben hatte.

Darüber hinaus gibt es unzählige andere Möglichkeiten, Äußerlichkeiten von Texten zu analysieren. Achten Sie auf Veränderungen bei der Rechtschreibung, den Gebrauch bestimmter Wörter, den beim Schreiben auf das Papier ausgeübten Druck, Abweichungen bei der Zeichensetzung und der Seitengestaltung. In welchem Verhältnis könnten diese äußerlichen Merkmale zu den Inhalten der Texte an den verschiedenen Tagen stehen? Denken Sie daran, dass niemand weiß, was all dies über Ihren inneren Zustand verraten könnte. Bei der Lösung dieses Rätsels in eigener Sache sind Sie die beste Detektivin bzw. der beste Detektiv!

Die Zahlen vergleichen

Am Ende eines jeden Schreibtages haben Sie einen kurzen Fragebogen ausgefüllt. Jetzt ist es an der Zeit, die vier Bögen auszuwerten. Die erste Frage betraf das Ausmaß, in dem Sie Ihre tiefsten Gedanken und Gefühle ausgedrückt haben. Erfahrungsgemäß wählen die meisten hier eine 8, 9 oder 10 und zeigen damit an, dass sie beim Schreiben tatsächlich sehr viel Persönliches ausdrücken konnten. Eine Ausnahme, die wir manchmal beobachten, betrifft den letzten Tag. Einige sind dann mit dem Schreiben innerlich bereits fertig; sie können nicht mehr genug Energie aufbringen, um so tief in ihre Gedanken und Gefühle einzutauchen wie an den ersten Tagen.

Falls Sie an den meisten Schreibtagen bei der Beantwortung der ersten Frage eine 5 oder eine noch niedrigere Zahl gewählt haben, sollten Sie sich fragen, was mit Ihnen los war. Wenn Sie das Gefühl haben, dass das Schreiben Ihnen nicht viel gebracht hat, kann dies daran liegen, dass Sie Ihre Gedanken und Gefühle nicht im ausreichenden Maße zum Ausdruck bringen konnten.

Die beiden nächsten Fragen zielten auf traurige bzw. glückliche Gefühle nach dem Schreiben ab. Interessanterweise sind die meisten Menschen nach dem Schreiben zunächst einmal eher traurig, vor allem an den ersten Schreibtagen. In der Regel nimmt die Intensität der Traurigkeit jedoch von Tag zu Tag ab. Das Nachlassen der traurigen sowie die entsprechende Zunahme der glücklichen Gefühle sind Zeichen des Nutzens, den wir aus dem expressiven Schreiben ziehen können. Überlegen Sie auch, in welchem Verhältnis die an den verschiedenen Schreibtagen angesprochenen Themen zu den Stimmungsveränderungen nach dem Schreiben stehen. Haben einige Themen Sie auf eine Weise berührt, die Sie so nicht erwartet hatten?

Die nächste Frage des täglich auszufüllenden Fragebogens ist in vielerlei Hinsicht die wichtigste. Sie ermittelt das Ausmaß, in dem das Schreiben an dem jeweiligen Tag für Sie wertvoll und bedeutsam war. Sind Ihre Zahlen durchgängig gering (5 oder niedriger), sollten Sie darüber nachdenken, wie Sie die Schreibübungen angegangen sind. Es könnte sein, dass das Schreiben für Sie keine besonders hilfreiche Methode ist. Ebenso gut möglich ist es aber auch, dass der bisher beschriebene Ansatz Ihnen weniger liegt und die anderen in diesem Buch vorgestellten Schreibtechniken für Sie besser geeignet sind. Auf jeden Fall sollten Sie weiter lesen, ehe Sie entscheiden, wie Sie vorgehen wollen.

Das Geschriebene analysieren

Sind manche Arten des Schreibens nützlicher als andere? Diese wichtige Frage gibt der Forschung bis heute Rätsel auf. Theoretisch könnten wir, wenn wir wüssten, welche Arten des Schreibens der Gesundheit am meisten förderlich sind, genau diese gezielt weiterempfehlen. Haben Sie gemerkt, wie wenig im ersten Teil dieses Buches jedoch darüber gesagt wurde, wie man schreiben soll? Das liegt daran, dass die Forschung noch nicht wirklich weiß, was letztlich am besten funktioniert.

Allerdings zeichnen sich am Horizont einige viel versprechende Erkenntnisse ab. Seit einigen Jahren hat man immer mehr Texte analysiert und dabei zwischen Texten von Menschen, die vom Schreiben profitierten oder nicht profitierten, ganz bewusst unterschieden. Auch wenn es dabei teilweise um sprachwissenschaftliche Feinheiten ging, können die auf diese Weise gewonnenen Einsichten Ihnen für die Interpretation Ihrer eigenen Texte durchaus nützlich sein.

Gefühle zum Ausdruck bringen

Traumatische Erfahrungen lösen von Natur aus starke und sehr komplexe Gefühle aus. Wir wissen seit langem, dass Menschen, die beim Schreiben über eine Traumatisierung keinen Bezug zu den eigenen Gefühlen finden, von Schreibprojekten eher weniger profitieren.

Negative Gefühle in Maßen

Interessant ist darüber hinaus das Verhältnis zwischen den beim Schreiben zum Ausdruck gebrachten negativen und positiven Gefühlen. Traumatische Erfahrungen sind von sich aus mit einer Fülle negativer Emotionen wie Traurigkeit, Schuld, Wut, Angst und Depression verbunden. Werden diese Gefühle nicht eingestanden und zur Sprache gebracht, kann dies zu Problemen führen. Manchmal werden sie verschwiegen, weil sie zu irgendeinem Zeitpunkt in der Vergangenheit als «inakzeptabel» gebrandmarkt wurden. Bei Gefühlen geht es aber nicht um richtig oder falsch – sie sind einfach da. Wenn Sie also beim Schreiben über eine traumatische Erfahrung ein Gefühl verspüren, benennen Sie es und legen Sie es schriftlich nieder.

Das Knifflige an solchen negativen Gefühlen ist jedoch, dass man sie sich einerseits eingestehen muss, andererseits aber nicht darin versinken darf. Zahlreiche Studien ergaben, dass Menschen, die besonders viele Wörter benutzten, die negative Gefühle beschreiben (z. B. «hassen», «weinen», «kränken», «verängstigt sein»), vom Schreiben tendenziell nur wenig profitieren konnten. Eventuell sind sie in einer Spirale des Selbstmitleids gefangen. Die starke Konzentration auf die negativen Gefühle macht sie möglicherweise blind für bestimmte Zusammenhänge von Ursachen und Folgen. Schließlich könnte der übermäßige Gebrauch der mit negativen Gefühlen verbundenen Wörter auch ein Zeichen dafür sein, dass die schreibende Person zutiefst depressiv ist. In diesem Zustand kann sie vom expressiven Schreiben nicht viel haben; erst wenn die Depression sich bessert, ergibt sich dafür eine neue Chance. (Falls Sie unter Depressionen leiden, sollten Sie deshalb unbedingt professionelle Hilfe in Anspruch nehmen. In dem Abschnitt mit dem Titel «Rat und Hilfe» am Ende dieses Buches finden Sie dazu einige Hinweise.)

Positive Gefühle: Je mehr, desto besser

Selbst die schrecklichsten Erfahrungen im Leben können zu positiven Gefühlen und Einsichten führen. In einigen Kreisen gilt dies fast als ketzerische Vorstellung. Sie soll aber nicht bedeuten, dass Traumata in Wirklichkeit gut für die Betroffenen sind – ihr Potenzial, uns an die guten Dinge im Leben zu erinnern, besitzt trotzdem einen gewissen Wert.

Zu den überraschendsten Erkenntnissen im Zusammenhang mit dem expressiven Schreiben gehört: Je mehr positive Gefühle die Schreibenden in ihren Texten zum Ausdruck bringen können, desto mehr haben sie von den Übungen. Positive Gefühle lesen wir vom Gebrauch solcher Wörter wie «Liebe», «Fürsorge», «Spaß», «Freude», «Schönheit» oder «Herzlichkeit» ab. Das Ausmaß, in dem Menschen diese Wörter benutzen, obwohl sie sich mit schrecklichen Erlebnissen auseinandersetzen müssen, sagt voraus, wie sehr sie gesundheitlich von dem Schreiben profitieren können.

Wer in der Lage ist, im Umfeld tragischer Ereignisse auch positive Gefühle wahrzunehmen, ist zu Hoffnung und Optimismus fähig. In immer mehr Studien zeigt sich, dass Menschen, denen es gelingt, die positiven Seiten negativer Erfahrungen zu sehen, besser in der Lage sind, diese Erfahrungen letztlich zu bewältigen. Das soll nicht heißen, dass Sie stets gute Miene zum bösen Spiel machen und vorgeben sollen, alles sei wunderbar. Möglicherweise haben Sie genau dies in der Vergangenheit schon getan und gemerkt, dass es nicht funktioniert.

Die Nachricht, die wir aus der bisherigen Forschung zu dem Thema mit nach Hause nehmen können, lautet, dass es wichtig ist, sich das Schlechte einzugestehen und nach dem Guten zu suchen. Das Ausmaß, in dem dies beim expressiven Schreiben gelingt, ist einer der Faktoren, die zu den nachgewiesenen gesundheitlichen Fortschritten beitragen.

Eine Geschichte konstruieren

Warum sind Menschen so beschaffen, dass das expressive Schreiben ihnen in emotionalen Krisen helfen kann? Sehr wahrscheinlich liegt die Antwort auf diese Frage im Wesen der Sprache und der zwischenmenschlichen Beziehungen. Seitdem es die gesprochene Sprache gibt, haben Menschen Wörter benutzt, um ihren Mitmenschen Ereignisse zu beschreiben. In der Regel sind solche Beschreibungen Teil einer größeren Geschichte oder in eine übergeordnete Erzählung eingebaut. Wenn ich Ihnen erzähle, wie mein Auto einmal einen platten Reifen hatte, greife ich auf eine Standardgeschichte zurück, mit der ich das Ereignis meistens beschreibe: Ich schildere den Schauplatz des Ganzen, das Auftreten des unerwarteten Missgeschicks, meine Reaktion darauf und was danach geschah.

Geschichten sind ein wichtiger Bestandteil dessen, wer wir sind. Sie helfen uns, einfache ebenso wie extrem komplizierte Erfahrungen einzuordnen und zu verstehen. So wie wir Geschichten brauchen, um anderen unsere Ideen oder Erlebnisse zu vermitteln, brauchen wir sie auch in dem Moment, in dem wir uns selbst bestimmte Erfahrungen begreiflich machen wollen. Ein Argument im Zusammenhang mit dem expressiven Schreiben lautet, dass die Fähigkeit der schreibenden Person, rund um das Trauma eine in sich schlüssige Geschichte zu konstruieren, direkt damit zusammenhängt, ob sie durch das Schreiben gesundheitliche Verbesserungen erzielen kann. Tatsächlich gibt es einiges an interessanten Hinweisen in diese Richtung.

Bestimmte Arten von Wörtern können in diesem Zusammenhang als «Marker» gelten. Dies sind z. B. Wörter, die kausale Zusammenhänge anzeigen (z. B. «Ursache», «Wirkung», «weil», «deshalb», «Grund»). Verwendet jemand solche Wörter, können wir darauf schließen, dass er Überlegungen dazu anstellt, was wozu geführt haben könnte. Ein solches kausales Argumentieren ist eine Möglichkeit, Erlebtes zu deuten und zu verarbeiten. Wenn ich weiß, wie etwas zustande gekommen ist, kann ich besser einschätzen, ob und unter welchen Umständen es in Zukunft wieder auftreten kann. Auf ähnliche Weise lässt eine weitere Kategorie von Wörtern, die Einsichten vermitteln (z. B. «verstehen», «erkennen», «merken», «wissen», «bedeuten»), darauf schließen, dass die schreibende Person ein umfassenderes Verständnis des Erlebten zu entwickeln beginnt.

Mehrere Studien haben gezeigt, dass Menschen, die vermehrt sprachliche «Marker» wie kausale Zusammenhänge und Einsichten vermittelnde Wörter benutzen, nach dem expressiven Schreiben tendenziell die größten gesundheitlichen Vorteile verbuchen können (Pennebaker et al., 1997). Am deutlichsten scheint dieser Effekt bei denen zu sein, die mit relativ wenigen sprachlichen «Markern» beginnen und deren Gebrauch über die Tage steigern. Die zunehmende Anzahl der «Marker» lässt erkennen, dass sie dabei sind, zu ihren traumatischen Erlebnissen nach und nach eine Geschichte herauszubilden.

Wenn wir an den Ausdruck «eine Geschichte konstruieren» denken, sollte die Betonung auf dem Wort «konstruieren» liegen. Von vornherein eine Geschichte parat zu haben, mit der sich ein Trauma erklären lässt, bringt im Hinblick auf die zu erwartenden gesundheitlichen Verbesserungen eher wenig. Vielmehr müssen die Betroffenen die Geschichte während des Schreibprozesses entwickeln und zusammenfügen. Dann ist der Erfolg am größten.

Was unsere eigene Forschung betrifft, dauerte es Jahre, bis ich erkannte, wie wichtig das Konstruieren einer Geschichte ist und wie viel Potenzial darin steckt. Manchmal schreibt jemand über ein dramatisches Erlebnis und präsentiert schon am ersten Tag eine perfekte Geschichte mit Anfang, Mitte und Ende – eine nahtlose Erklärung dafür, warum es so und nicht anders gekommen ist. Mich machten diese Geschichten immer perplex, weil die Schreibenden so einsichtig und psychisch gesund erschienen. Was mich jedoch störte, war die Tatsache, dass nur wenige dieser Menschen aus dem Schreibprozess irgendeinen Nutzen zu ziehen schienen. Inzwischen ist mir klar, dass sie ihre Geschichten längst fertig konstruiert hatten. Vielleicht hätten sie über etwas anderes schreiben sollen. Tatsächlich ist das expressive Schreiben offenbar nur hilfreich, wenn man versucht, schreibend ein Ereignis zu verstehen, das man bisher noch nicht verstanden hat.

Das Konstruieren einer Geschichte ist mit dem psychischen Wachstum vergleichbar. Wie eine gelungene Psychotherapie oder eine gewinnbringende zwischenmenschliche Beziehung muss es, um heilend zu wirken, mit Wandel verbunden sein. Wenn Sie feststellen, dass Sie an allen vier Tagen des Schreibprojekts auf dieselbe Weise über dasselbe Ereignis geschrieben haben, ist es eher unwahrscheinlich, dass Ihnen das Schreiben tatsächlich etwas gebracht hat.

Die Perspektive wechseln

Angesichts eines Traumas oder einer anderen emotional belastenden Erfahrung neigen wir zunächst dazu, das Geschehen ausschließlich vom eigenen Standpunkt aus zu sehen. Erst im Laufe der Zeit können wir zur Kenntnis nehmen, was andere zur gleichen Zeit dachten, fühlten und wahrnahmen. Neuere linguistische Forschungen stellten fest, dass die Fähigkeit, emotional aufwühlende Ereignisse aus verschiedenen Perspektiven zu sehen, besonders vorteilhaft sein kann (Campbell & Pennebaker, 2003). Den sprachlichen Schlüssel zum Perspektivwechsel bilden kleine, unscheinbare Wörter, von denen man dies vielleicht nicht unbedingt erwartet hätte: die Personalpronomen. Erinnern Sie sich noch aus der Schulzeit an diese Wörter? «Ich», «du», «er», «sie», «es»... Wie sich herausstellt, sind sie extrem wichtig, wenn es darum geht, unsere Art zu schreiben besser zu verstehen. Eine große Anzahl von Pronomen in der ersten Person Singular («ich», «mir», «mich», «mein») betont die eigene Perspektive und deutet möglicherweise auf eine gewisse Selbstzentriertheit hin. Wenn man über traumatische Erlebnisse schreibt, ist das zunächst auch gut und richtig. Unsere Forschungsergebnisse deuten jedoch darauf hin, dass es umso gesünder ist, nach und nach auch über andere Leute zu schreiben.

Schauen Sie sich die Texte Ihrer vier Schreibtage ruhig einmal unter diesem Gesichtspunkt an. Vielleicht gehen Sie sogar alle Texte noch einmal etwas genauer durch und unterstreichen alle Personalpronomen in der ersten Person Singular. Kommen diese Pronomen in allen vier Texten in etwa gleich oft vor? Den größten Nutzen bringt das expressive Schreiben, wenn die Anzahl der Personalpronomen in der ersten Person Singular sich von Tag zu Tag stark unterscheidet. Bleibt die Anzahl gleich, ist es weniger wahrscheinlich, dass es zu gesundheitlichen Verbesserungen kommt.

Veränderungen beim Einsatz von Personalpronomen lassen auf einen Wechsel der Perspektive schließen. Wenn Sie etwas so Massives wie ein traumatisches Erlebnis zu verarbeiten haben, ist es wichtig zu versuchen, es von verschiedenen Blickwinkeln aus zu betrachten. Nicht dass eine Perspektive besser oder wahrhaftiger wäre als die anderen. Wichtig ist vielmehr, für die vielen verschiedenen Dimensionen des Traumas ein Gefühl zu entwickeln.

Neues ausprobieren

Vielleicht kommt es Ihnen merkwürdig vor, dass ich in diesem Kapitel so viel von den Geheimnissen des gesundheitsfördernden Schreibens erzählt habe. Vielleicht fragen Sie sich: «Warum hat er uns all diese Tipps nicht schon vor dem Schreiben gegeben?» Die Antwort ist einfach: Wenn Sie gewusst hätten, dass Sie viele Wörter für positive Gefühle und eher weniger Wörter für negative Gefühle benutzen, eine Geschichte konstruieren und möglichst viele verschiedene Personalpronomen benutzen sollten, hätten Sie an den Gebrauch von Wörtern und nicht an Ihre traumatische Erfahrung gedacht.

Beim Durchsehen Ihrer Texte haben Sie vielleicht festgestellt, dass Sie ganz von sich aus so geschrieben haben, wie es sich in der Forschung als besonders gesundheitsfördernd erwiesen hat. Leider brauchen manche Schreibtechniken etwas mehr Übung, damit sie ganz in Fleisch und Blut übergehen. Aus diesem Grund finden Sie in diesem Arbeitsbuch auch noch ein paar weitere Kapitel.

Natürlich hoffe ich, dass das viertägige Schreibprojekt für Sie extrem nützlich war – am besten so nützlich, dass Sie gar keine Lust mehr haben weiter zu schreiben, zumindest nicht zum jetzigen Zeitpunkt. Wenn dies der Fall ist, legen Sie das Buch ruhig zur Seite und gehen Sie Ihres Weges. Ganz ehrlich: An Ihrer Stelle würde ich das ganz genauso tun.

Vielleicht haben Sie aber auch das Gefühl, gern noch mehr über verschiedene Schreibtechniken erfahren zu wollen und so Ihr psychisches Wachstum weiter zu fördern. Oder Sie haben einfach Feuer gefangen und möchten gern noch ein bisschen mit Stift und Papier experimentieren. Für beide Fälle habe ich in den folgenden Kapiteln eine Reihe verschiedener Schreibübungen für Sie zusammengestellt, die Ihnen helfen sollen, Ihren Horizont des expressiven Schreibens noch zu erweitern.

Teil II

Mit dem Schreiben experimentieren

Es gibt keine absolut richtige Art und Weise, traumatische Erfahrungen offenzulegen. Das in Kapitel 3 beschriebene viertägige Schreibprojekt ist nur die bisher am gründlichsten erforschte Methode. Obgleich sie bei einem hohen Prozentsatz von Teilnehmerinnen und Teilnehmern dazu beitragen kann, unerwünschte Auswirkungen emotionaler Krisen zu mindern, ist sie weit davon entfernt, perfekt zu sein. Begreifen Sie das viertägige Schreibprojekt als einfaches, aber bewährtes Grundmodell. In der Forschung untersucht man derzeit andere Schreibmethoden, die das Potenzial des expressiven Schreibens eventuell noch verstärken können. Einige dieser Methoden haben sich bei manchen Teilnehmerinnen und Teilnehmern als recht erfolgreich erwiesen, bei anderen nicht.

In den folgenden Abschnitten möchte ich verschiedene experimentelle Methoden erklären. Die Übungen stehen in keinerlei systematischer Ordnung. Vielmehr stellen sie ein breites Spektrum potenziell hilfreicher Schreibübungen dar, mit denen Sie eigenständig experimentieren können.

Für die meisten Übungen ist eine kurze, zehnminütige Schreibphase vorgesehen. Bei anderen dauern diese Phasen nur fünf, bei wieder anderen 20 Minuten. Diese relativ kurzen Schreibübungen sollen einen kleinen Vorgeschmack auf bestimmte Ansätze geben. Wenn es Ihnen hilft, können Sie eine Uhr neben sich legen, damit Sie auch tatsächlich die empfohlene Mindestzeit einhalten. Wenn Sie feststellen, dass es für Sie hilfreich ist oder Ihrem kreativen Drang eher entspricht, dehnen Sie die Schreibphasen ruhig über die empfohlene Mindestzeit hinaus aus. Wenn Sie das Gefühl haben, es würde Sie einschränken, brauchen Sie aber auch gar keine Uhr zu benutzen. Außerdem können Sie die gleiche Übung mehrere Tage hintereinander ausprobieren.

Lesen Sie in jedem Fall erst die Beschreibung einer neuen Übung und überlegen Sie, ob sie für Sie sinnvoll ist. In dieser Hinsicht sind Sie die beste Expertin bzw. der beste Experte. Probieren Sie mehrere Übungen aus und verwerfen Sie die Methoden, die bei Ihnen nicht funktionieren. Selbstverständlich können Sie darüber hinaus auch gern eigene Methoden und Schreibvarianten erfinden.

5 Schreibblockaden überwinden: Bewusstseinsstrom und halbautomatisches Schreiben

Es kommt nicht selten vor, dass jemand plant, über ein emotional belastendes Ereignis zu schreiben und dann vor einem weißen Stück Papier oder einem leeren Computerbildschirm hockt und ratlos vor sich hinstarrt. Vielleicht kennen Sie das Gefühl: Sie haben so viel zu sagen, wissen aber nicht, wo Sie anfangen sollen. Oder Sie fangen an, aber schon bald kommt Ihnen alles, was Sie schreiben, irgendwie falsch, gestelzt oder dümmlich vor.

Schreibblockaden entstehen meist dadurch, dass wir mit uns selbst zu kritisch sind. Die durchdringende Stimme eines Zensors in unserem eigenen Kopf sagt uns, dass wir künstlerisch anspruchsvoll oder – noch schlimmer – gleich ganz perfekt schreiben müssen. Dieser Zensor kann unsere frühere Deutschlehrerin oder unser früherer Deutschlehrer sein, ein Elternteil oder jemand, den wir beeindrucken wollen. Um zum expressiven Schreiben zu kommen, müssen wir den inneren Zensor jedoch ganz und gar zum Schweigen bringen und uns selbst erlauben, alles zu schreiben, und zwar vollkommen unabhängig davon, mit welchen Makeln es behaftet sein mag.

Bewusstseinsstrom

Eine zuverlässige Schreibmethode nennt man «Bewusstseinsstrom». Dahinter steht die Idee, die eigenen Gedanken und Gefühle einfach so aufs Papier zu bringen, wie sie einem durch den Kopf gehen. Die einzige Regel besteht darin, dass man kontinuierlich weiterschreibt. Versuchen Sie, sich nicht zu zensieren. Ehe wir im Detail darüber sprechen, probieren Sie es einmal praktisch aus.

→ Übung: Bewusstseinsstrom

Schreiben Sie nach der Methode des Bewusstseinsstroms zehn Minuten lang oder bis die beiden freien Seiten voll sind. Gehen Sie beim Schreiben einfach Ihren Gedanken und Gefühlen nach, wie Sie Ihnen in dem Moment durch den Kopf gehen. Schreiben Sie nur auf, woran Sie denken und was Sie spüren, hören, riechen oder sonstwie wahrnehmen. Es ist wichtig, dass Ihr Schreibfluss in Gang bleibt und nur dem Strom Ihrer Gedanken folgt. Machen Sie sich keine Sorgen über Rechtschreibung, Grammatik oder Satzstruktur. Denken Sie daran, dass das Geschriebene nur für Sie allein bestimmt ist und Sie es sofort vernichten können, wenn Sie fertig sind. Fangen Sie einfach an zu schreiben und hören Sie nicht wieder auf, bis die Zeit abgelaufen ist oder die beiden Seiten voll sind.

William James, ein früher Begründer der modernen Psychologie, war einer der Ersten, die von einem kontinuierlich ablaufenden Bewusstseinsstrom sprachen und diesen wissenschaftlich erforschten. James glaubte, dass unser Bewusstseinsstrom viel über uns offenbart. Unter anderem machte er die folgenden vier allgemeinen Beobachtungen:

1. Jeder Gedanke ist letztlich persönlich. Wir wissen, was er bedeutet, andere nicht. In gewisser Hinsicht hat deshalb jeder Gedanke, den wir aufschreiben, eine Bedeutung für uns.
2. Gedanken verlaufen kontinuierlich, wie ein stetiger Strom. (Gedanke eins ist mit Gedanke zwei und Gedanke zwei ist mit Gedanke drei verbunden; Gedanke drei aber muss nicht mit Gedanke eins verbunden sein.) Mit anderen Worten: Auch wenn es mitunter so scheinen mag, tauchen Gedanken nicht willkürlich auf. Schauen Sie sich Ihren Text einmal daraufhin an und achten Sie besonders auf die Übergänge. Warum führte ein Gedanke zum nächsten? Was war die Verbindung zwischen beiden Gedanken?
3. Bewusst können wir immer nur an eine Sache auf einmal denken. Auch wenn unser Gehirn in jedem gegebenen Augenblick gleichzeitig Bilder, Geräusche, Hungergefühle und bittersüße Erinnerungen an die letzte Nacht erkennen und analysieren kann, können wir uns jeweils nur einem Gedanken oder einer Wahrnehmung bewusst sein.
4. Es ist bedeutsam zu erforschen, woran wir denken und woran wir tunlichst nicht zu denken versuchen. Etwas in uns entscheidet, welche Richtung unser Bewusstseinsstrom nimmt. Wie war das beim Schreiben? Haben Sie ein Thema bewusst vermieden? Oder Ihr Denken (bzw. Schreiben) in eine Richtung gelenkt, die es normalerweise nicht genommen hätte?

Themenzentrierter Bewusstseinsstrom

Das Schreiben nach dem Prinzip des Bewusstseinsstroms kann auf vielerlei Weise eingesetzt werden. Wenn Sie beim Schreiben über ein bestimmtes Thema eine Blockade verspüren, können Sie es mit dem «themenzentrierten Bewusstseinsstrom» probieren. Dabei ist es ganz egal, ob es sich um ein emotional besonders stark besetztes Thema, einen langweiligen

Bericht für die Arbeit oder einen wichtigen Probetext handelt, der letztlich von anderen bewertet wird. Wenn Sie kein Problem damit haben, über etwas zu schreiben, können Sie diesen Absatz getrost überspringen. Gibt es jedoch ein bestimmtes Thema oder Projekt, bei dem Sie partout keinen Anfang finden, könnte diese Technik für Sie nützlich sein.

Das themenzentrierte Schreiben nach dem Prinzip des Bewusstseinsstroms folgt den gleichen Grundsätzen wie die zum Beginn dieses Kapitels vorgestellte Übung. Der einzige Unterschied besteht darin, dass man beim Schreiben bei dem fraglichen Thema bleibt.

Einige mögliche «Anstoßsätze», die das Schreiben in Gang bringen könnten, sind die folgenden:

- Ich sitze hier und kann über .... nichts schreiben. Warum habe ich Probleme, darüber zu schreiben?
- Die Beschäftigung mit diesem Thema führt zu einer Reihe unzusammenhängender Gedanken, darunter ....
- In meinem Leben hat es andere Zeiten gegeben, in denen ich Blockaden beim Schreiben hatte. Inwiefern ist es diesmal ähnlich? Was hindert mich daran, einfach loszulegen?
- Das Thema löst in mir viele Gefühle aus. Einige dieser Gefühle sind ....

Sicherlich erkennen Sie die Idee hinter diesen «Anstoßsätzen». Schon das Problem des Schreibens anzusprechen ist der erste Schritt, um eine Schreibblockade zu überwinden. Mehrere neue Studien legen sogar nahe, dass es allein schon helfen kann, das Problem und die damit verbundenen Gefühle beim Namen zu nennen. Sobald wir die Faktoren, die uns vom Schreiben abhalten, besser kennen, kommen wir weiter voran.

Das themenzentrierte Schreiben nach dem Prinzip des Bewusstseinsstroms kann man sich wie das Laden einer Pumpe vorstellen. Hat man erst einmal damit angefangen, darüber zu schreiben, warum einem das Schreiben Schwierigkeiten bereitet, beginnen die Ideen zum fraglichen Thema regelrecht zu sprudeln. Wenn dies der Fall ist, lassen Sie sich von Ihrem Bewusstseinsstrom getrost davontragen. Die Seitenarme können Sie später immer noch abtrennen (z.B. wenn daraus ein sachlicher Bericht für Ihre Arbeit werden soll).

→ Übung: Themenzentrierter Bewusstseinsstrom

Das themenzentrierte Schreiben nach dem Prinzip des Bewusstseinsstroms ist eine ganz einfache Schreibübung, die auszuprobieren sich lohnt. Hier die wichtigsten Anweisungen: Schreiben Sie in den nächsten 10 Minuten über das Thema, das Ihnen Schwierigkeiten bereitet. Schreiben Sie kontinuierlich weiter, ohne sich über die Rechtschreibung oder die Grammatik Sorgen zu machen. Um einen Anfang zu finden, können Sie einen der obigen «Anstoßsätze» benutzen.

....

....

....

....

....

....

....

....

....

....

....

....

....

....

....

....

....

....

Halbautomatisches Schreiben

Falls Sie sich für den Okkultismus interessieren, haben Sie bestimmt schon einmal vom «automatischen Schreiben» gehört. Dahinter steckt die Idee, dass es möglich ist, sich selbst in einen passiven, nahezu tranceartigen Zustand zu versetzen und gleichzeitig zu schreiben. Manche Menschen berichten, dass ihre Hände sich dann ganz automatisch bewegen. Häufig wird das «automatische Schreiben» Geistern, Engeln, Dämonen, Außerirdischen oder irgendwelchen anderen paranormalen Phänomenen zugeschrieben. Die psychologische Forschung hat zeigen können, dass es sich dabei um einfache Illusionen handelt (Wegner, 2002).

Am «automatischen Schreiben» interessant ist, dass man es einsetzen kann, um den inneren Zensor auszuschalten. Wenn Ihnen etwas Sorgen macht und Sie sich nicht sicher sind, was dahinter steckt, kann es durchaus helfen, die Blockaden zu überwinden. Wir wollen es aber nicht unbedingt «automatisches Schreiben» nennen. Wie wäre es mit «halbautomatischem Schreiben»? Wenn Sie von Außerirdischen entführt wurden, von Dämonen besessen zu sein glauben oder meinen, dass fremde Kräfte ihre Gedanken kontrollieren, können Sie diesen Abschnitt getrost überspringen.

→ Übung: Halbautomatisches Schreiben

Halbautomatisches Schreiben kann am Computer ebenso wie per Hand geschehen. Die einzige Regel besteht darin, dass Sie sich nicht anschauen, was Sie schreiben. Falls Sie einen Computer benutzen, schalten Sie einfach den Monitor aus. Beim Schreiben per Hand legen Sie ein Tuch über die Schreibhand und das Papier. Sie können aber auch einfach die Augen schließen oder in eine andere Richtung schauen. Ehe Sie mit dem Schreiben beginnen, versuchen Sie, Ihren Kopf frei zu bekommen. Sie können versuchen, sich auf Ihre Atmung, Ihre Gefühle oder einen beliebigen Gegenstand zu konzentrieren.

Sobald Ihre Aufmerksamkeit woanders ist, beginnen Sie mit dem Schreiben. Achten Sie nicht auf das, was Sie schreiben. Beim Tippen werden Sie zwangsläufig Fehler machen, beim Schreiben per Hand nicht auf den geraden Zeilen bleiben. Machen Sie sich darüber keine Sorgen. Lassen Sie los und schreiben Sie einfach weiter, ohne in irgendeiner Art und Weise auf den Schreibprozess selbst zu achten. Versuchen Sie, zehn Minuten lang so weiter zu schreiben.

Wenn Sie fertig sind, lesen Sie das, was Sie geschrieben haben. Manchmal handelt es sich nur um ein Wirrwarr aus Worten und Buchstaben. Nicht selten jedoch stößt man auf wichtige Themen, die auf diese Art und Weise angesprochen werden. Denken Sie daran, dass diese Methode nichts Magisches an sich hat. Sie gibt Ihnen nur die Möglichkeit, mit Themen in Berührung zu kommen, die Ihnen möglicherweise nicht bewusst sind oder die Sie bisher vermieden haben. Mit Recht werden die Ergebnisse des halbautomatischen Schreibens gelegentlich mit Träumen verglichen: Beide vermitteln uns Einblicke in Dinge, die uns tief innerlich beschäftigen.

6 In einer manchmal schlechten Welt das Gute sehen

Traumatische Erfahrungen besitzen das Potenzial, alle Bereiche unseres Lebens im Positiven wie im Negativen zu berühren. So kommt es z.B. öfter vor, dass Menschen angeben, mit einem stärkeren Gefühl für die Tragfähigkeit ihres sozialen Netzwerks und einem neuen Verständnis vom Sinn des Lebens aus einer Tragödie herausgekommen zu sein. Analysen zahlreicher Textproben kommen übereinstimmend zu dem Schluss, dass diejenigen, die auch positive Gefühle zum Ausdruck bringen können, während sie über tragische Ereignisse schreiben, tendenziell am stärksten vom expressiven Schreiben profitieren.

Eines müssen wir allerdings von vornherein klar stellen. Wer etwas Schreckliches erlebt hat, bekommt häufig auf den ersten Blick aufmunternde, in Wahrheit aber eher oberflächliche und dümmliche Sprüche zu hören, z.B.:

- «In ein paar Jahren denkst du daran zurück und lachst darüber.»
  Das wohl eher nicht!
- «Denk an die guten Seiten, wenigstens hast du ... [hier folgt meist eine lächerliche Plattitüde].»
  Vielleicht gibt es momentan einfach keine guten Seiten.
- «Hey, lach doch mal!»
  Hey, lass mich in Frieden!

Wenn jemand ein Trauma erlitten hat, wollen seine Mitmenschen häufig, dass er wieder «normal» ist, weil sie mit seinem Schmerz schlecht umgehen können. Sie wünschen sich, dass er ein fröhliches Gesicht aufsetzt, weil sie selbst sich dann wohler fühlen. Klar ist jedoch, dass eine solche falsche Fröhlichkeit nichts mit einem wahrhaft positiven Gefühl gemeinsam hat. In diesem Kapitel finden Sie eine Reihe von Übungen, die Ihnen helfen können, auf Ihre tiefer liegenden Ressourcen der Liebe, der Sinnhaftigkeit und der Zufriedenheit im Leben zurückzugreifen. Ein falsches Grinsen oder eine falsche Fröhlichkeit werden nicht erwartet (und sind auch nicht erwünscht).

Positive Gefühle spüren und zum Ausdruck bringen

In den späten 1980er Jahren veröffentlichten die Psychologinnen Camille Wortman und Roxanne Silver (1989) einen äußerst kontrovers diskutierten Artikel mit dem Titel: «Myths of Coping with Loss». Sich auf die Ergebnisse einer großen Anzahl wissenschaftlicher Studien stützend, wiesen die Autorinnen darauf hin, dass nach dem Tod eines Ehepartners oder Kindes nicht jeder in Depressionen verfällt. Ja, fast die Hälfte all derer, die einen schweren Verlust verkraften müssen, ist bald darauf wieder wohlauf und gesund – oft schon nach einem Monat. Von diesen Forschungsergebnissen waren viele nur deshalb so schockiert, weil es sozial als nicht akzeptabel gilt, angesichts eines so überwältigenden, persönlichen Traumas ausgeglichen und gefasst zu sein.

Wie in Kapitel 4 bereits angesprochen, ist der Gebrauch von Wörtern, die positive Gefühle vermitteln, wenn man über ein traumatisches Erlebnis schreibt, mit anschließenden gesundheitlichen Fortschritten verbunden. Solche Wörter gibt es viele, z. B.:

Liebe	Freude	glücklich	fürsorglich	hübsch
nett	Friede	gut	lachen	stark
Würde	Vertrauen	mutig	warmherzig	ruhig
Spaß	sanft	Humor	inspirierend	Kuss
perfekt	stolz	zufrieden	sicher	befriedigt
froh	fröhlich	romantisch	dankbar	leicht

Bei manchen Menschen erfordert der Gebrauch solcher Wörter beim Schreiben über traumatische Ereignisse Übung. Versuchen Sie, auf den nächsten freien Seiten zehn Minuten lang über eine negative Erfahrung zu schreiben und dabei so viele positive Wörter zu benutzen wie möglich. Gleichzeitig können Sie so viele negative Wörter verwenden, wie Sie brauchen. Versuchen Sie lediglich, die ganze Zeit über ehrlich zu bleiben. Mit andern Worten: Lügen Sie sich nicht selbst vor, dass etwas positiv war oder ist, wenn dies nicht der Wahrheit entspricht.

Wählen Sie für diese Übung zunächst eine nur leicht negative Erfahrung. Gleich mit einem massiven Trauma zu beginnen, wäre sicherlich zu schwierig. Das Ziel besteht darin, positive und – falls nötig – negative Gefühle in Worte zu fassen. Dabei hilft es Ihrer Gesundheit übrigens schon, wenn Sie «nicht ruhig» statt «aufgeregt» oder «nicht fröhlich» statt «traurig» schreiben.

➔ Übung: Wörter für positive Gefühle verwenden

Nun geht es los. Schreiben Sie zehn Minuten lang kontinuierlich über eine negative Erfahrung in Ihrem Leben. Schildern Sie, was geschah, wie Sie sich damals fühlten, wie es Ihnen heute damit geht und darüber hinaus alles, was Ihnen sonst noch relevant erscheint. Versuchen Sie, so viele positive Wörter wie möglich zu benutzen, gleichzeitig aber auch stets bei der Wahrheit zu bleiben. Schreiben Sie kontinuierlich weiter, ohne zu pausieren.

romantisch dankbar leicht Liebe Freude glücklich fürsorglich hübsch nett Friede gut

Lachen stark Würde Vertrauen mutig

sicher befriedigt froh fröhlich romantisch

warmherzig ruhig Spaß sanft Humor inspirierend Kuss perfekt stolz zufrieden

Übung: Wörter für positive Gefühle verwenden

romantisch dankbar leicht Liebe Freude glücklich fürsorglich hübsch nett Friede gut

Lachen stark Würde Vertrauen mutig warmherzig ruhig Spaß sanft Humor inspirierend Kuss perfekt

stolz zufrieden sicher befriedigt froh fröhlich romantisch dankbar leicht Liebe

Freude glücklich fürsorglich hübsch nett Friede gut Lachen stark Würde Vertrauen mutig warmherzig

Wenn ich mit meiner Vermutung richtig liege, war die letzte Schreibübung schwieriger, als Sie es sich vorgestellt haben. Lesen Sie sich noch einmal durch, was Sie zu Papier gebracht haben, und schauen Sie, wo Sie positive im Gegensatz zu negativen Wörtern verwendet haben. Wo waren Sie ehrlich mit sich selbst, wo nicht? Wie hätten Sie rückblickend bei der Beschreibung des Ereignisses und allem, was danach kam, noch mehr positive Wörter benutzen können?

→ Übung: Nach positiven Gefühlen Ausschau halten

Lassen Sie uns diese Übung noch einmal ausprobieren. Schauen Sie diesmal nicht auf die Liste mit den positiven Wörtern. Schreiben Sie zehn Minuten lang über die gleiche negative Erfahrung wie vorhin und achten Sie darauf, an welchen Stellen ab und zu auch einmal ein positives Gefühl auftauchen könnte.

Übung: Nach positiven Gefühlen Ausschau halten

Nachdem Sie nun beide Schreibübungen abgeschlossen haben, nehmen Sie sich ein paar Minuten Zeit, um darüber nachzudenken, wie Ihnen nach den Übungen jeweils zumute war. Die meisten Menschen fühlen sich zufriedener, wenn sie auch die zweite Übung durchgeführt haben. Beginnen Sie, auf die Wörter zu achten, zu denen Sie greifen, wenn Sie über schwierige Phasen in Ihrem Leben sprechen oder schreiben. Halten Sie nach positiven Gefühlen Ausschau und fassen Sie sie in Worte, wann immer Sie können.

Chancen sehen

Eine weitere Möglichkeit, Positives wahrzunehmen, besteht darin, aktiv nach den Chancen zu suchen, die eine traumatische Erfahrung oder eine emotionale Krise mit sich bringen kann. Mehrere Forschungsteams haben festgestellt, dass Menschen, die in der Lage sind, selbst im Unglück noch Sinn zu sehen und Chancen zu erkennen, traumatische Erlebnisse sehr viel besser bewältigen als andere, die nur das Negative wahrnehmen und wiedergeben können (King & Miner, 2000). In einigen Studien wurden die Teilnehmerinnen und Teilnehmer ausdrücklich gebeten, beim Schreiben über belastende Erlebnisse die möglicherweise damit verbundenen positiven Erfahrungen zu betonen. Viele empfanden diesen Ansatz als ausgesprochen hilfreich.

→ Übung: Die Krise als Chance begreifen

In dieser Übung können Sie Ihr Glück beim Aufspüren positiver Aspekte schwieriger Situationen versuchen. Denken Sie an eine emotionale Krise oder ein anderes negatives Ereignis aus der Vergangenheit. Beschreiben Sie in den nun folgenden zehn Minuten zunächst kurz das fragliche Ereignis und schildern Sie dann, welchen Nutzen Sie möglicherweise aus der Situation ziehen konnten. Ein solcher Nutzen könnte z.B. darin bestehen, dass Sie jetzt sich selbst und andere besser kennen und verstehen oder dass Ihr Leben eine andere Richtung genommen hat, die mit weniger Leid verbunden ist oder zu mehr Glück durch inneres Wachstum führt. Seien Sie beim Schreiben ehrlich und offen mit sich selbst.

....

....

....

....

....

....

Übung: Die Krise als Chance begreifen

Sich selbst und anderen verzeihen

«Vergeben und vergessen» – in dieser Redensart liegt mehr als nur ein Körnchen Wahrheit. Sagen zu können: «Ich verzeihe dir», oder, falls Sie selbst anderen Unrecht getan haben: «Bitte, verzeih mir», kann ein bedeutender Schritt im Heilungsprozess sein. Selbst zu verzeihen oder andere um Verzeihung zu bitten, ist allerdings nicht immer möglich, z. B. weil die betreffende Person nicht da ist oder man sich so zerstritten hat, dass man nichts mehr miteinander zu tun haben will. Manchmal ist auch die Angst, beim Sprechen über emotional aufwühlende Ereignisse könnten die alten Wunden wieder aufbrechen, einfach zu groß. Immer wenn die Barrieren für ein direktes Gespräch zu hoch sind, kann das Schreiben über vergangenes Unrecht sehr hilfreich sein.

Anderen verzeihen, wenn Sie das Opfer sind

Anderen zu verzeihen, die ihr Leben gründlich durcheinander gebracht haben, kann für viele Menschen eine fast unmögliche Aufgabe sein. Jemandem zu verzeihen, der ein echtes Verbrechen begangen hat, bedeutet häufig auch, den Täter mit einem großen Unrecht davonkommen zu lassen. Nicht zu verzeihen andererseits kann dazu führen, dass die Gefühle der Wut und der Bitterkeit für immer fortbestehen. Auch wenn wir es selten zugeben mögen: Gegen einen anderen Groll oder gar Hass zu hegen, kann durchaus angenehm sein und von anderem ablenken. Das Verzeihen würde diesem Zustand ein Ende bereiten. Der Lohn dafür besteht jedoch in der größeren Wahrscheinlichkeit, dass wir das Vergangene endlich hinter uns lassen und mit unserem eigenen Leben fortfahren können.

→ Übung: Anderen verzeihen

Diese Schreibübung kann für Sie geeignet sein, wenn Ihnen durch das Verhalten einer anderen Person Unrecht geschehen ist und Sie das Gefühl haben, dass Sie dieser Person möglicherweise verzeihen könnten. Wie die vorherigen Übungen ist sie auf eine Schreibzeit von zehn Minuten angelegt. Falls es um einen schwerwiegenden Vorfall geht, erwägen Sie, an drei oder vier aufeinander folgenden Tagen 20 Minuten lang darüber zu schreiben.

Denken Sie vor dem Schreiben an eine Situation, in der Sie von der anderen Person schlecht behandelt wurden. Erinnern Sie sich daran, wie Sie sich vor, während und nach dem Ereignis fühlten. Wichtiger noch: Stellen Sie sich vor, wie diese Person sich gefühlt haben könnte. Was könnte Ihrer Meinung nach in ihr vorgegangen sein? Versuchen Sie, die andere Person nicht zu dämonisieren. Genau wie Sie ist sie ein Mensch mit Ängsten, Unsicherheiten und einer eigenen Lebensgeschichte.

Schreiben Sie zehn Minuten lang über Ihre tiefsten Gedanken und Gefühle im Zusammenhang mit dieser wichtigen Situation in Ihrem Leben. Schildern Sie kurz, was zu dem Ereignis geführt hat. Konzentrieren Sie sich dabei mehr und mehr auf die Menschen, die für das, was geschah, verantwortlich waren. Was ging Ihrer Meinung nach zu der Zeit in deren Leben vor? Wie haben sie sich Ihrer Meinung nach anschließend gefühlt? Was müsste geschehen, damit Sie ihnen verzeihen könnten? Wenn Sie das Gefühl haben, verzeihen zu können, tun Sie dies jetzt schriftlich auf dem Papier. Loten Sie aus, was die Fähigkeit zu verzeihen für Sie und alle anderen beteiligten Personen bedeutet. Schreiben Sie wie immer kontinuierlich und ohne sich selbst zu zensieren. Sorgen Sie von vornherein dafür, dass außer Ihnen niemand Ihren Text zu sehen bekommen wird.

....

....

....

....

....

....

Übung: Anderen verzeihen

Um Verzeihung bitten, wenn Sie selbst Leid verursacht haben

So wie wir alle in bestimmten Phasen unseres Lebens Opfer waren, haben wir zu anderen Zeiten absichtlich oder unabsichtlich Leid verursacht. Auch wenn das Bitten um Verzeihung im Rahmen des expressiven Schreibens zwangsläufig ohne echtes Gegenüber ablaufen muss, kann es psychologisch von großem Wert sein. Mehr als alles andere zwingt es die schreibende Person dazu, ihren eigenen Anteil am Unglück anderer einzugestehen.

→ Übung: Andere um Verzeihung bitten

Nehmen Sie sich vor dem Schreiben etwas Zeit, um darüber nachzudenken, auf welche Weise Sie in der Vergangenheit anderen emotionalen Schmerz zugefügt haben. Überlegen Sie genau, was zu dem Ereignis führte, was damals in Ihnen vorging und wie Ihnen anschließend zumute war. Stellen Sie sich vor, wie sich die andere Personen gefühlt hat und was sie gedacht haben könnte. Überlegen Sie auch, welche Auswirkungen Ihr Verhalten auf die Angehörigen und Freunde der anderen Person gehabt haben könnte. Denken Sie abschließend vor allem auch daran, wie Sie sich gefühlt und verhalten hätten, wenn Ihnen das Gleiche passiert wäre.

Begreifen Sie diese Übung ebenso wie die vorherige als Experiment. Gibt es zu diesem Thema für Sie schwerwiegende Geschehnisse aufzuarbeiten, erwägen Sie, an drei oder vier aufeinander folgenden Tagen jeweils 20 Minuten lang darüber zu schreiben. Falls es mehrere Personen gibt, denen Sie gern sagen würden: «Es tut mir leid», wählen Sie für die zehnminütige Übung zunächst die Person aus, die für Ihr Leben am wichtigsten ist.

Schildern Sie in den nun folgenden zehn Minuten kurz, was geschah und welche Rolle Sie dabei spielten, als einer anderen Person Unrecht geschah. Nutzen Sie das Schreiben nicht dazu, Ihre damaligen Handlungen zu rechtfertigen. Konzentrieren Sie sich vielmehr auf die Gedanken und Gefühle der anderen Person. Wenn möglich, drücken Sie Ihr Bedauern über das Geschehene aus. Sie können Ihre Entschuldigung so formulieren, als würde die andere Person sie anschließend lesen. Sie können auch schriftlich darüber spekulieren, was nötig wäre, um das Geschehene wiedergutzumachen. Schreiben Sie wie immer kontinuierlich und ohne sich selbst zu zensieren. Sorgen Sie dafür, dass außer Ihnen niemand Ihren Text zu sehen bekommen wird.

Übung: Andere um Verzeihung bitten

Übung: Andere um Verzeihung bitten

....

....

....

....

....

....

....

....

....

....

....

7 Eine eigene Geschichte konstruieren und überarbeiten

Die Forschungsergebnisse zum expressiven Schreiben sprechen dafür, dass man vom Schreiben über traumatische Erlebnisse am ehesten dann profitiert, wenn es einem gelingt, aus dem Erlebten eine in sich schlüssige Geschichte zu konstruieren. Die Betonung liegt auf dem Wort konstruieren – eine Geschichte schon parat zu haben, hilft nicht viel. Leider ist nicht immer klar, was eine gute Geschichte ausmacht. Was für den einen hervorragend funktioniert, kann sich für den nächsten als zu oberflächlich oder irreführend erweisen.

Auch wenn es hinsichtlich der Kriterien einer schlüssigen Geschichte Meinungsverschiedenheiten gibt, stimmen die meisten Fachleute darin überein, dass einige grundlegende Elemente wesentlich sind. Ob Sie einen Roman oder einen kurzen Text über ein persönliches Trauma schreiben – die folgenden Merkmale sind in der Regel vorhanden:

- **Eine Beschreibung des Schauplatzes.** Wann und wo hat das Ereignis stattgefunden? Was waren die Rahmenbedingungen?
- **Eine Charakterisierung der Hauptfiguren.** Wer war in das Geschehen einbezogen? Was haben die einzelnen Personen gemacht? Was haben sie gefühlt und gedacht? Wie ist es ihnen vor dem Ereignis ergangen?
- **Eine klare Beschreibung des Ereignisses oder der Krise.** Was hat das Ereignis ausgelöst? Was genau ist geschehen? Wie haben Sie in dem Moment reagiert?
- **Die unmittelbaren und langfristigen Folgen.** Was geschah infolge des Ereignisses? Wie hat dies Ihr Leben und das Leben anderer beeinflusst? Wie wirkt es sich auf Ihre jetzige Situation und Ihren emotionalen Zustand aus?

- **Die Bedeutung der Geschichte.** Warum erzählen Sie sich selbst oder anderen diese Geschichte? Warum hatte sie eine solche Wirkung auf Sie? Was haben Sie aus Ihren Erfahrungen gelernt?

Nicht jede gute Geschichte enthält alle diese Merkmale. Ja, einige der besten und hilfreichsten Schilderungen, die wir im Rahmen unserer Forschungen sammeln konnten, waren zum Anfang nicht mehr als Fragmente. Als sie zu schreiben begannen, wussten die Teilnehmerinnen und Teilnehmer häufig gar nicht genau, was überhaupt geschehen war, welche Folgen es hatte oder was das Ganze für sie bedeutete. Erst im Laufe der vier Schreibtage begannen sie dann, eine in sich schlüssigere und bedeutsamere Geschichte herauszubilden – eine Geschichte, die für sie Sinn ergab.

Wie man eine einfache Geschichte konstruiert

Um die einzelnen Phasen beim Konstruieren einer schlüssigen Geschichte besser illustrieren zu können, ist die folgende Übung in zwei Schritte unterteilt. Schreiben Sie diesmal nicht über eine schwerwiegende Lebenskrise, sondern denken Sie an etwas Beunruhigendes oder Verwirrendes, das Ihnen kürzlich widerfahren ist – an einen Streit mit einem Familienmitglied z. B. oder an einen unerwarteten Konflikt bei der Arbeit. Idealerweise sollte es etwas sein, über das Sie in den zurückliegenden Tagen immer wieder einmal nachgedacht haben. Ist Ihnen etwas eingefallen? Gut.

→ Übung: Erster Schritt – alles aufschreiben

Schreiben Sie ohne nachzudenken oder Ihre Gedanken zu zensieren nicht länger als zehn Minuten über das, was Sie erlebt haben. Lassen Sie die Wörter einfach aus sich herausfließen. Versuchen Sie nicht, Ihrem Text irgendeine Art von Struktur aufzudrücken. Sie brauchen nichts zu analysieren. Sie dürfen einfach nur schreiben.

Übung: Erster Schritt – alles aufschreiben

....

....

....

....

....

....

....

....

....

....

....

....

Wenn Sie fertig sind, blättern Sie wieder zurück und lesen Sie sich durch, was Sie geschrieben haben. Aller Wahrscheinlichkeit nach ist Ihr Text weniger willkürlich, als Sie dachten, und Sie haben die verschiedenen Einzelheiten schon erstaunlich strukturiert zusammengefügt. Beim Lesen werden Sie aber sicher auch merken, dass Sie einige wichtige Dinge ausgelassen und manche Gedanken und Gefühle nicht weiter beachtet haben. Ehe Sie zum nächsten Schritt übergehen, nehmen Sie sich ein paar Minuten Zeit, um noch einmal über das Ereignis nachzudenken. Ihre nächste Aufgabe wird darin bestehen, ein zweites Mal über das gleiche Ereignis zu schreiben, Ihrer Erzählung diesmal aber bewusst etwas mehr Struktur zu geben. Dies können Sie tun, indem Sie die oben aufgeführten Merkmale einer Geschichte bedenken, den Schauplatz beschreiben, die Hauptfiguren charakterisieren, das Ereignis selbst möglichst genau schildern sowie seine Folgen und seine Bedeutung für Ihr heutiges Leben einschätzen – ganz so, als würden Sie einer anderen Person die Geschichte erzählen. Lassen Sie diese Anweisungen einige Minuten lang auf sich wirken.

→ Übung: Zweiter Schritt – eine Geschichte konstruieren

Dass Menschen auf der ganzen Welt und in allen Kulturen Geschichten erzählen, liegt daran, dass sie anderen auf strukturierte und deshalb leicht verständliche Weise komplexe Vorstellungen und Gefühle vermitteln wollen. Das Ereignis, über das Sie im ersten Teil der Übung geschrieben haben, war wahrscheinlich nur mäßig komplex. Dennoch hätten Sie, wenn Sie stärker ins Detail gegangen wären, Ihre Erzählung auf fünf oder zehn Seiten, vielleicht sogar auf die Länge eines Romans ausdehnen können. Geschichten konstruieren wir also auch, weil sie uns die Möglichkeit geben, komplexe Ereignisse in kleinere Einheiten zu verpacken.

Denken Sie noch einmal daran, welches die Merkmale einer guten, in sich schlüssigen Geschichte sind. Konzentrieren Sie sich besonders auf das Ereignis, seine Folgen und seine Bedeutung für Ihr Leben. Schildern Sie nun das bereits im ersten Teil der Übung beschriebene Ereignis noch einmal neu. Stellen Sie sich diesmal jedoch vor, Sie würden die Geschichte einer fremden Person erzählen, die Sie anschließend niemals wieder sehen werden. Versuchen Sie, eine gute Geschichtenerzählerin bzw. ein guter Geschichtenerzähler zu sein; bleiben Sie aber trotzdem immer ehrlich. Sobald Sie mit dem Schreiben begonnen haben, dürfen Sie sich Ihren ersten Text nicht wieder anschauen. Versuchen Sie, Ihre Geschichte in zehn Minuten niederzuschreiben. Nehmen Sie sich mehr Zeit, wenn Sie diese brauchen.

....

....

....

....

....

....

....

....

....

Übung: Zweiter Schritt – eine Geschichte konstruieren

....

....

....

....

....

....

....

....

....

....

....

....

....

....

....

....

Wenn Sie den zweiten Schritt der Übung abgeschlossen haben, blättern Sie noch einmal zurück und vergleichen Sie Ihre beiden Texte. Was hat sich verändert? Was empfinden Sie jetzt für das fragliche Ereignis, nachdem Sie es zweimal geschildert haben. Die meisten finden den zweiten Schritt weniger aufregend, meinen aber, dass er ihnen hilft, besser über das Ereignis hinwegzukommen. Der zweite Text prägt dem emotional aufwühlenden Erlebnis eine Struktur auf, die ihm vorher fehlte. Womöglich kommt Ihnen die gesamte Episode inzwischen ein wenig ermüdend vor. Vielleicht verspüren Sie den Wunsch, das Ganze hinter sich zu lassen und sich lieber mit anderen wichtigen Themen in Ihrem Leben zu befassen. Genau das bezweckt man, wenn man zweimal über das gleiche Ereignis schreibt.

Die eigene Geschichte überarbeiten

Mit Hilfe der Übung zum Konstruieren einer einfachen Geschichte wollte ich Sie mit der Vorstellung vertraut machen, dass jedes persönliche Trauma eine Geschichte in sich birgt. Wenn es Ihnen gelingt, ein als völlig chaotisch empfundenes, emotionales Durcheinander in eine in sich schlüssige und gleichzeitig durch und durch ehrliche Geschichte zu verwandeln, ist die Wahrscheinlichkeit, dass Sie das Geschehene hinter sich lassen und in Ihrem Leben von nun an vor allem nach vorn schauen können, deutlich größer geworden.

Für die Übung sollten Sie ein nicht allzu schwerwiegendes, unangenehmes Erlebnis wählen. Ebenso gut können Sie aber auch ein emotional stark belastendes Trauma in eine strukturierte Geschichte fassen. Allerdings gibt es einige wichtige Unterschiede: Ein echtes Trauma kann eine Geschichte für sich sein. Es kann aber auch so bedrohlich in Ihr Leben hineinwirken, dass sich im Nu viele kleine Mini-Geschichten ergeben. Und es kann sich zu einem Roman auswachsen, in dem ein Ereignis in das nächste übergeht und alles mit allem verwoben ist. Bei all den verschiedenen Handlungssträngen und ihren jeweiligen Bedeutungen kann es leicht unübersichtlich werden.

Um aus Ihrem Trauma eine Geschichte zu konstruieren, müssen Sie zunächst darüber schreiben und dabei die ausführlich in Kapitel 3 erläuterten Anweisungen befolgen. Aus der Sicht der Forschung hat sich die Methode des expressiven Schreibens als äußerst viel versprechend erwiesen. Sobald Sie das viertägige Schreibprojekt aus Kapitel 3 beendet haben, können Sie die dabei entstandenen Texte als Grundlage für die folgenden Übungen benutzen. Zwei einander überlappende Techniken werden beschrieben. Die erste möchte Sie dazu ermutigen, Ihr Trauma als wahre Geschichte zu begreifen, die Sie mit den zu einer guten Geschichte gehörenden Merkmalen vervollständigen können. Die zweite zeigt Ihnen, wie Sie Ihre Texte auf gewinnbringende Weise überarbeiten können. Beides können Sie auf den freien Seiten dieses Arbeitsbuches durchführen. Wegen des möglicherweise deutlich höheren Platzbedarfs empfehle ich Ihnen jedoch, zusätzliche Blätter oder ein Notizbuch zu Hilfe zu nehmen.

Ihr Trauma in eine Geschichte verwandeln

Wenn Sie Ihre in Kapitel 3 entstandenen Texte aufbewahrt haben, schlagen Sie sie noch einmal auf und lesen Sie sie durch. Falls Sie die Texte nicht mehr haben, versuchen Sie zu rekonstruieren, was Sie geschrieben haben. Wahrscheinlich haben Sie in Ihren Texten mehrere emotional stark belastende Situationen behandelt. Versuchen Sie im Rahmen dieser Übung, sich auf ein Ereignis zu konzentrieren, das Sie selbst für das wichtigste halten.

Denken Sie über die wesentlichsten Aspekte Ihres expressiven Schreibens noch einmal nach. In Ihren ersten Texten haben Sie sich womöglich mit Themen befasst, die nur am Rande wichtig sind oder Sie gar von dem abgelenkt haben, worüber Sie eigentlich dringend hätten schreiben müssen. Versuchen Sie beim Lesen herauszufinden, was wirklich wichtig ist, und überlegen Sie auch, wie Sie aus diesen Erfahrungen eine strukturierte und bedeutsame Geschichte machen könnten. Wie immer ist diese Geschichte für Sie ganz allein bestimmt. Sie können und sollten daher in jeder Hinsicht ehrlich sein.

Für diese Übung ist eine 20-minütige Schreibphase vorgesehen. Allerdings könnte es durchaus sein, dass eine einzelne Sitzung Ihnen nicht ausreicht. Wenn Sie länger schreiben möchten, tun Sie es. Jeder Mensch hat eine andere Geschichte. Der eine kann die Geschichte seines Traumas auf ein einziges Leitmotiv zurückführen und die wichtigsten Aspekte innerhalb von zehn Minuten damit verknüpfen. Der andere braucht mehrere Tage, um alles aufzuschreiben. Alles ist erlaubt. Versuchen Sie aber in jedem Fall, etwa 20 Minuten am Stück zu schreiben.

Gehen Sie, ehe Sie zum Stift greifen, die wesentlichen Merkmale einer guten Geschichte noch einmal durch: Schauplatz, Hauptfiguren, eine Beschreibung des Ereignisses und seiner unmittelbaren und langfristigen Folgen. Besonders wichtig ist, dass Sie die Bedeutung des Ereignisses nicht vergessen. Außerdem kann es nicht schaden, die aus Kapitel 5 gezogenen Lehren zu bedenken und sich darum zu bemühen, die positiven oder potenziell nützlichen Seiten einer ungewollten Erfahrung ebenfalls zu berücksichtigen.

→ Übung: Ihre persönliche Geschichte schreiben

Versuchen Sie, innerhalb der nächsten 20 Minuten Ihre traumatische Erfahrung in eine Geschichte mit Anfang, Mitte und Ende zu fassen. Beschreiben Sie, was geschehen ist und wie es Sie und andere Menschen beeinflusst hat. Welche Bedeutung hat dieses Ereignis für Sie? Lassen Sie Ihren Emotionen freien Lauf und seien Sie ehrlich mit sich selbst. Schreiben Sie kontinuierlich 20 Minuten lang, ohne zu pausieren. Geht Ihre Geschichte in eine Richtung, die Sie nicht vorhergesehen haben, folgen Sie Ihrem Herzen. Falls nötig, können Sie am nächsten Tag weiterschreiben.

Wie immer ist dieser Text nur für Sie allein bestimmt. Über Rechtschreibung, Grammatik oder Satzstellung brauchen Sie sich keine Sorgen zu machen.

....

....

....

....

....

....

....

....

....

....

....

....

....

....

....

Übung: Ihre persönliche Geschichte schreiben

Dass es den Betroffenen schwer fällt, aus traumatischen Erlebnissen eine in sich schlüssige Geschichte zu machen, kommt nicht selten vor, besonders beim ersten Versuch. Falls dies auch auf Sie zutrifft, erwägen Sie, über das gleiche Ereignis noch einmal zu schreiben. Versuchen Sie jedoch, bei jedem Schreibversuch Ihre Orientierung und Ihr Denken zu verändern. Arbeiten Sie daran, das Geschehene logischer und strukturierter erscheinen zu lassen. Wenn Sie es für gerechtfertigt halten, schreiben Sie Ihre Geschichte so lange immer wieder um, bis Sie von ihr gelangweilt sind. Von dem eigenen Trauma gelangweilt zu sein ist ein Zeichen von Fortschritt. Es ist ein Signal Ihres Gehirns, das Ihnen damit sagen will: Es ist an der Zeit, mit Ihrem Leben fortzufahren.

Freisetzen von Kräften durch das Überarbeiten eigener Texte

Damit kommen wir zu einem umstrittenen Thema. Einige Fachleute, die ich sehr schätze, glauben, dass es enorm viel bringen kann und äußerst gesund ist, die beim expressiven Schreiben entstandenen eigenen Texte zu redigieren oder umzuschreiben. Andere mögen das ganz und gar nicht. Offensichtlich handelt es sich um eine Frage des persönlichen Geschmacks.

Wenn man über ein Trauma schreibt, kann man meist unmöglich wissen, welche Teile der Geschichte am wichtigsten sind. Manchmal glaubt man, ein Aspekt habe das eigene Leben besonders verändert, bei näherem Nachdenken stellt sich aber heraus, dass etwas anderes viel bedeutsamer war. Wenn Sie Ihre beim expressiven Schreiben entstandenen Texte überarbeiten, können Sie die im Rückblick gewonnenen Erkenntnisse dazu nutzen, Ihre eigene Geschichte umzuschreiben. Das soll nicht heißen, dass Sie Ihr Trauma neu erfinden sollen. Das ausführliche Redigieren und Umschreiben Ihrer Geschichte kann vielmehr helfen, sich auf das zu konzentrieren, was für Ihr jetziges Leben am wichtigsten ist.

Wenn Sie die meisten oder gar alle Schreibübungen durchgeführt haben, stehen Ihnen mehrere Texte zur Verfügung, an denen Sie arbeiten können. Am ehesten geeignet sind sicherlich die in Kapitel 3 oder im Rahmen der letzten Übung entstandenen Texte. Für die nächste Übung wollen wir den zuletzt entstandenen Text verwenden.

→ Übung: Ihre Geschichte redigieren und überarbeiten

Zweck dieser Übung ist es, Ihren Text so zu überarbeiten, dass er eine strukturierte, ehrliche und in sich schlüssige Geschichte ergibt. Anders als bei jeder anderen Schreibübung sollen Sie diesmal mit ihrem inneren «Zensor» zusammenarbeiten – d.h., Sie sollen sich die Logik, den Stil und die hinter den Worten stehende Absicht bewusst anschauen. Ihr Ziel besteht darin, aus dem Text eine in jeder Hinsicht bessere Geschichte zu machen.

In einem ersten Schritt erstellen Sie eine ordentliche Kopie der Geschichte, indem Sie sie z.B. noch einmal am Computer abtippen oder in ein Notizbuch schreiben. Korrigieren Sie dabei alle Schreibfehler und holprigen

Sätze. Bleiben Sie, was die im Text beschriebenen Gefühle und Gedanken betrifft, aber stets ehrlich. Anschließend arbeiten Sie dann nach und nach an der Struktur der Geschichte. Möglicherweise müssen Sie dabei Satz für Satz vorgehen. Klingen die einzelnen Aussagen logisch? Wird ihre jeweilige Bedeutung klar?

Nachdem Sie eine Weile an Ihrer Geschichte gearbeitet haben, sollten Sie sich eine Pause von einigen Minuten, Stunden oder gar Tagen gönnen. Danach können Sie sich den Text dann noch einmal durchlesen und weitere Veränderungen vornehmen. Die Geschichte ist für Sie bestimmt und soll Ihre tiefsten Gedanken und Gefühle auf möglichst ehrliche und offene Weise zum Ausdruck bringen. Anfang, Mitte und Ende der Geschichte sollten klar zu erkennen sein. Vor allem aber sollte die Geschichte einen Sinn haben. Warum erzählen Sie diese Geschichte? Was haben Sie aus den darin geschilderten Erfahrungen gelernt?

Wenn Sie das Gefühl haben, dass sich der Überarbeitungsprozess sehr lange hinzieht, setzen Sie sich selbst ein Datum, bis wann Sie ihn abschließen wollen. Wenn Sie merken, dass Sie gedanklich nur noch mit Ihrer Geschichte beschäftigt sind, hören Sie lieber auf. Der Zweck dieser Schreibübung besteht darin, die traumatischen Erlebnisse zu verarbeiten und nicht darin, sich in ihnen zu verlieren. Wenn Sie in dem, was geschehen ist, trotz aller Bemühungen weder Sinn noch Bedeutung erkennen, gestehen Sie sich diese Tatsache einfach ein und schauen Sie nach vorn. Es gibt Erfahrungen im Leben, die keinen Sinn ergeben oder keinen Wert in sich tragen.

Eine letzte Bemerkung: Was jemand für eine befriedigende und bedeutsame Geschichte hält, ist individuell sehr unterschiedlich. Vertrauen Sie beim Schreiben Ihrem eigenen Instinkt. Wenn Sie nach dem Schreiben das Gefühl haben, daraus einen Nutzen gezogen zu haben, obwohl andere darin vielleicht nur ein unzusammenhängendes Chaos sehen, klopfen Sie sich auf die Schultern. Sie haben es richtig gemacht.

8 Die Perspektiven wechseln

Einige der spannendsten Forschungsergebnisse im Zusammenhang mit dem expressiven Schreiben haben mit der Rolle der Perspektive zu tun. Wer den Blickwinkel, von dem aus er die Ereignisse betrachtet, von Tag zu Tag verändert, profitiert am stärksten vom Schreiben über emotional belastende Erlebnisse. Eine solche Veränderung könnte z.B. darin bestehen, sich an einem Tag in erster Linie auf die eigenen Gefühle und Erfahrungen zu konzentrieren und am folgenden Tag die Gedanken und Gefühle der anderen, ebenfalls am Geschehen beteiligten Personen in den Vordergrund zu rücken.

Weil die betreffenden Forschungsergebnisse recht neu sind, wissen wir noch nicht viel darüber, warum der Perspektivwechsel so eindeutig mit gesundheitlichen Verbesserungen verbunden ist. Eine mögliche Erklärung könnte lauten, dass man, wenn man emotional aufwühlende Ereignisse aus unterschiedlichen Blickwinkeln betrachtet, besser in der Lage ist, innerlich einen Schritt zurückzutreten und sich von dem Geschehen zu distanzieren. Mit andern Worten: Die Fähigkeit, wechselnde Perspektiven einzunehmen, erfordert und beweist eine gewisse Distanz zu dem, was man beschreibt.

In einigen neueren Studien wurden die Teilnehmerinnen und Teilnehmer gebeten, beim Schreiben über emotional aufwühlende Ereignisse nach Möglichkeit die Perspektive zu wechseln. Erste Ergebnisse sind viel versprechend, obwohl der Perspektivwechsel manchen Menschen eher zu liegen scheint als anderen. Zwei Übungen zum Perspektivwechsel werden in diesem Kapitel beschrieben. Probieren Sie beide aus, um für sich selbst herauszufinden, ob sie Ihnen etwas bringen.

Schreiben in der dritten Person

Romanschriftstellerinnen und -schriftsteller stehen am Anfang eines jeden Werks erneut vor der Frage, welche Erzählperspektive sie für ihren Stoff wählen sollen. Welche Auswirkungen hat es, ob eine Geschichte in der ersten oder in der dritten Person erzählt wird? Vergleichen Sie die ersten beiden Sätze der folgenden Trauma-Geschichten:

- **Erzählung in der ersten Person.** Als ich 17 war, zog mein Vater zu Hause aus. Ich saß in der Falle, war gefangen in einem Psychokrieg zwischen meiner Schwester und meiner Mutter. Sie hassten einander und versuchten, mich in ihren Streit hineinzuziehen. Allein darüber zu schreiben spült den ganzen Schmerz und die Traurigkeit wieder hoch, die ich zu Hause ständig verspürte.

- **Erzählung in der dritten Person.** Als er 17 war, zog sein Vater zu Hause aus. Er saß in der Falle, war gefangen in einem Psychokrieg zwischen seiner Schwester und seiner Mutter. Sie hassten einander und versuchten, ihn in ihren Streit hineinzuziehen. Allein darüber zu schreiben spült den ganzen Schmerz und die Traurigkeit wieder hoch, die er zu Hause ständig verspürte.

Der Wechsel der Erzählperspektive von der ersten Person («ich», «mir, «mich», «mein», «unser») zur dritten Person («er», «sie», «ihm», «ihr») verändert die Geschichte vom Gefühl her völlig. Der Blickwinkel der dritten Person wirkt distanzierter und – aus der Sicht der Leserin bzw. des Lesers – sicherer. Es ist nicht unüblich, dass Menschen, die ein wahrhaft furchtbares Trauma (z.B. Folter) erlitten haben, ihre Erfahrungen zunächst in der dritten Person beschreiben. Erst wenn es ihnen allmählich leichter fällt, das Erlebte zu thematisieren, können sie dazu übergehen, die erste Person zu benutzen.

Ich möchte Ihnen zwei Schreibübungen in der dritten Person empfehlen. In der ersten Übung sollte es um ein nicht allzu schwerwiegendes Problem gehen, mit dem Sie sich in letzter Zeit auseinandergesetzt haben. Sobald Sie dann mit dem Gebrauch der dritten Person vertraut sind, können Sie mit der zweiten Übung beginnen, in der Sie über einen Aspekt Ihrer traumatischen Erfahrung schreiben, der für Ihr Leben die größte Bedeutung hat.

Kurze Übungen zum Perspektivwechsel

Denken Sie an ein Ereignis oder ein Problem, das Sie in letzter Zeit beschäftigt hat. Es sollte sich nicht um ein schwerwiegendes Trauma handeln, sondern eher um eine als ärgerlich oder problematisch in Erinnerung gebliebene Alltagserfahrung. Wie unten ausgeführt, besteht Ihr Ziel darin, zweimal über dieses Erlebnis zu schreiben, und zwar jeweils etwa 10 Minuten lang. Legen Sie zwischen den beiden Schreibübungen eine mindestens zehnminütige Pause ein.

➔ Übung: Schreiben in der ersten Person

Schreiben Sie in den nächsten zehn Minuten über Ihre Gedanken und Gefühle im Zusammenhang mit einem für Sie ärgerlichen Ereignis, das Sie in letzter Zeit beschäftigt hat. Beschreiben Sie das Erlebte aus der gewohnten Ich-Perspektive. Schildern Sie, was geschehen ist und wie Sie darauf reagierten. Wenn Sie möchten, können Sie es mit anderen Ereignissen aus Ihrer Vergangenheit oder Gegenwart in Verbindung bringen. Schreiben Sie kontinuierlich zehn Minuten lang, ohne zu pausieren.

....

....

....

....

....

....

....

....

....

....

....

Übung: Schreiben in der ersten Person

→ Übung: Schreiben in der dritten Person

Ehe Sie mit dieser Übung beginnen, blättern Sie zurück und lesen Sie sich durch, was Sie in der ersten Übung geschrieben haben. Schreiben Sie dann in den nächsten zehn Minuten über das gleiche Thema, diesmal allerdings in der dritten Person, d.h., Sie müssen «ich» durch «sie» oder «er» ersetzen und alle weiteren Pronomen entsprechend abändern. Mit anderen Worten: Schildern Sie die Handlung der Geschichte und die Gedanken und Gefühle der Hauptfigur (hinter der Sie sich selbst verbergen) so, als ob Sie das Ganze von außen beobachten würden. Versuchen Sie, alle Aspekte einzubeziehen, die auch in der Ich-Erzählung vorkamen.

....

....

....

....

....

....

....

....

....

....

....

....

....

....

....

....

....

Übung: Schreiben in der dritten Person

Wenn Sie die Schreibübung in der dritten Person abgeschlossen haben, blättern Sie zurück und überlegen Sie, wie sich die aus der Perspektive der dritten Person geschriebene Geschichte im Vergleich zu der Ich-Erzählung anfühlt. Viele Menschen berichten von gemischten Gefühlen, wenn sie das Schreiben in der dritten Person das erste Mal ausprobieren. Sie sagen: «Es fühlt sich irgendwie nicht natürlich an.» Im Grunde ist aber auch das eine Frage der Übung. Je häufiger Sie beim Schreiben die dritte Person benutzen, desto stimmiger und «natürlicher» wird es Ihnen vorkommen.

Wenn Sie mit dem Perspektivenwechsel nicht so gut zurechtkommen, sollten Sie auf keinen Fall gleich aufgeben. Probieren Sie die gleiche Übung nach einiger Zeit noch einmal und wählen Sie dafür ein anderes Thema. Anstatt mit der ersten Person anzufangen und dann zur dritten Person überzugehen, versuchen Sie es diesmal jedoch mit der umgekehrten Reihenfolge – d.h., Sie beschreiben das Ereignis zunächst in der distanzierteren dritten Person und verfassen anschließend noch einmal eine Version in Form einer Ich-Erzählung.

Das eigene Trauma in der dritten Person beschreiben

Die kurzen Übungen zum Perspektivwechsel sollten Ihnen helfen, sich an das Schreiben in der dritten Person zu gewöhnen. Welche Kräfte von der Erzählung in der dritten Person ausgehen, wird deutlich, wenn es um wirklich bedeutsame, emotional aufwühlende Themen geht. Wenn Sie bis heute von einem traumatischen Erlebnis verfolgt werden oder in einer schwerwiegenden emotionalen Krise stecken, werden Sie möglicherweise feststellen, dass das Schreiben in der dritten Person für Sie besonders hilfreich ist. Wie bei allen Übungen in diesem Buch, müssen Sie selbst ausprobieren, ob es Ihnen etwas bringen kann.

→ Übung: Als Beobachterin bzw. Beobachter in der dritten Person schreiben

Für die nächste Übung empfehle ich Ihnen, ein wichtiges, emotional belastendes Erlebnis zu wählen, das Ihre Gedanken und Gefühle beherrscht. Versuchen Sie, beim Schreiben loszulassen und Ihren tiefsten Gefühlen und Gedanken nachzugehen. Anstatt das traumatische Geschehen jedoch als «meine Erfahrung» und das eigene Erleben als «meine Gefühle» zu beschreiben, verwenden Sie konsequent die dritte Person – so als würden Sie das, was Sie selbst erlebt haben, als Beobachterin oder Beobachter eines schlimmen Ereignisses schildern, das einer anderen Person widerfuhr. Was geschah mit dieser Person? Was führte zu dem Ereignis? Wie reagierte die Person und warum? Wie ging es den anderen Beteiligten? Wie fühlt sich die Person heute? Welche Bedeutung oder welchen Sinn könnte die Erfahrung für diese Person haben?

Schreiben Sie kontinuierlich 20 Minuten lang und bleiben Sie konsequent bei der dritten Person. Falls Sie doch einmal in die erste Person verfallen, streichen Sie das Geschriebene aus und ersetzen es durch einen Satz in der dritten Person. Denken Sie daran, dass dieser Text nur für Sie bestimmt ist.

Übung: Als Beobachterin bzw. Beobachter in der dritten Person schreiben

Die Erzählung in der dritten Person als nützliches Hilfsmittel

Formulierungen in der dritten Person können ein nützliches Hilfsmittel sein, wenn es darum geht, emotional sehr belastende Erlebnisse zu verarbeiten. Häufig können wir gerade jenen Gefühlen und Erfahrungen, die noch völlig ungeklärt und besonders schmerzlich sind, mit einem distanzierteren Blickwinkel am besten beikommen. Durch wiederholtes Erzählen können wir uns dann auf die natürlichere Ich-Form zubewegen. Sehen Sie diese Übung deshalb stets als ersten Schritt an. Wenn sie für Sie hilfreich ist, können Sie versuchen, die Erzählung in der dritten Person auch auf die Beschreibung anderer Situationen anzuwenden. Die Fähigkeit, beim Schildern schwieriger Erlebnisse sowohl die erste als auch die dritte Person zu benutzen, kann Ihnen helfen, in der Konfrontation mit emotionalen Erschütterungen eine gewisse emotionale Flexibilität zu wahren.

Flexibilität beim Schreiben durch die Verwendung von Pronomen

Pronomen? Wer hätte je gedacht, dass Sie ein Buch lesen, in dem die Tugenden von Pronomen angepriesen werden? Wie in Kapitel 4 bereits angemerkt, hängt diese Wortart aber offenbar tatsächlich mit der vom expressiven Schreiben ausgehenden, heilenden Kraft eng zusammen. Auch für uns war dies ein überraschender Zufallsfund. Bei der sprachlichen Analyse von Textproben aus alten Experimenten stellten wir fest, dass Teilnehmerinnen und Teilnehmer, die von einem Schreibtag zum anderen unterschiedliche Pronomen gebrauchten, in den nachfolgenden Monaten die größten gesundheitlichen Vorteile verzeichnen konnten. Diejenigen, die Tag für Tag die gleichen Pronomen benutzten, erzielten dagegen nur leichte Verbesserungen (Campbell & Pennebaker, 2003).

Nähere Untersuchungen deuten darauf hin, dass es dabei vor allem auf den Wechsel von dem Pronomen der ersten Person («ich») zu allen anderen Pronomen («du», «er», «sie», «es», «wir» usw.) ankommt. Benutzt jemand an einem Tag sehr häufig «ich» und am nächsten Tag andere Pronomen, ist das besonders vorteilhaft. Ebenso positiv wirkt es sich aus, wenn jemand an einem Tag andere Pronomen (und nicht allzu oft «ich») und dann am nächsten Tag gehäuft «ich» gebraucht. An allen Tagen eines Schreibprojekts die gleichen Pronomen einzusetzen ist nur mit minimalen anschließenden gesundheitlichen Verbesserungen verbunden.

Diese Ergebnisse sind offenbar für die heilende Wirkung des expressiven Schreibens äußerst wichtig. Natürlich machen Pronomen selbst Menschen nicht gesund oder krank. In ihnen zeigt sich nur, wie die Betroffenen über ihre traumatischen Erfahrungen nachdenken. Wenn sie mehrere Tage hintereinander über eine traumatische Erfahrung schreiben und dabei immer die gleichen Pronomen benutzen, kann ihr Denken wahrscheinlich als eher rigide bezeichnet werden. Entweder spulen sie das Geschehen Tag für Tag aus der eigenen Perspektive ab – oder sie konzentrieren sich allzu stark auf die Perspektive einer anderen Person. Am meisten profitieren jedoch diejenigen vom expressiven Schreiben, die täglich ihren Blickwinkel wechseln, also z. B. am einen Tag die Handlungen und Gefühle eines anderen und am nächsten Tag die eigene Wahrnehmung der gleichen Situation beschreiben.

Angesichts dieser Tatsache erscheint es verlockend, eine Schreibübung aufzustellen, bei der am ersten Tag die Pronomen von Liste A und am zweiten Tag die Pronomen von Liste B verwendet werden sollen. Leider kann dies aber nicht funktionieren. Experimente in diese Richtung zeigen, dass die Teilnehmerinnen und Teilnehmer sich unter solchen Voraussetzungen so auf die Listen versteifen und darauf achten, die richtigen Pronomen zu verwenden, dass sie ganz vergessen, worüber sie eigentlich schreiben wollten. Viel versprechender ist es daher, über die Bedeutung der verschiedenen Perspektiven nachzudenken und sich von Schreibtag zu Schreibtag auf jeweils eine der an dem fraglichen Ereignis beteiligten Personen zu konzentrieren. Der Einsatz unterschiedlicher Pronomen kommt dann hoffentlich von ganz alleine.

An einer emotional aufwühlenden Situation sind eigentlich immer mehrere Personen beteiligt. Natürlich kann ein traumatisches Ereignis auch einer Einzelperson widerfahren. Doch fast in jedem Fall sind – direkt oder indirekt – auch andere betroffen. Genau aus diesem Grund müssen wir bei der Beschreibung eines Traumas so oft auf Pronomen zurückgreifen: Wir müssen über uns selbst («ich») und die anderen Beteiligten («er», «sie» usw.) sprechen.

In der nächsten Schreibübung können Sie versuchen, ein emotional wichtiges Ereignis aus verschiedenen Perspektiven zu beschreiben. Planen Sie für diese Übung mindestens 20 Minuten ein, von denen sie jeweils fünf Minuten für eine von vier Perspektiven reservieren: In den ersten fünf Minuten schildern Sie kurz, was geschah, wer beteiligt war und wie die Situation heute ist. In den zweiten fünf Minuten konzentrieren Sie sich ausschließlich auf Ihre eigenen Gefühle, Wahrnehmungen und Verhaltensweisen. Die dritten fünf Minuten sollten dann ganz von einer oder mehreren Personen handeln, die ebenfalls an dem Ereignis beteiligt waren. In der vierten und letzten fünfminütigen Schreibphase versuchen Sie, einen Schritt zurückzutreten und alle bisher entwickelten Perspektiven miteinander zu verbinden und damit ein umfassenderes Bild von der Situation zu geben. Gehen Sie bei dieser Übung stets unmittelbar von einer Schreibphase zur nächsten über, ohne innezuhalten.

→ Übung: Perspektive 1 – Das große Bild

Schreiben Sie in den folgenden fünf Minuten ohne Unterbrechung über ein emotional belastendes Ereignis, das Ihr Leben geprägt hat. Schildern Sie, was geschehen ist und wer daran beteiligt war. Wie haben Sie und andere auf dieses Ereignis reagiert? Wie wirkt es sich noch heute auf Sie aus? Sobald Sie mit diesem Abschnitt fertig sind, gehen Sie zur nächsten Aufgabe über.

→ Übung: Perspektive 2 – Ich, mir, mich

Schreiben Sie in den folgenden fünf Minuten über das gleiche emotional belastende Ereignis, konzentrieren Sie sich dabei aber ganz auf Ihre eigene Sichtweise. Was haben Sie gefühlt, gedacht, getan? Wie hat sich Ihr Verhalten auf andere ausgewirkt? Was möchten Sie anderen über Ihre Situation sagen? Schreiben Sie ohne Unterbrechung und seien Sie vollkommen ehrlich. Sobald Sie fertig sind, fahren Sie mit der nächsten Aufgabe fort.

→ Übung: Perspektive 3 – Die anderen

Sie haben jetzt die Hälfte der Aufgaben erledigt. In den folgenden fünf Minuten schreiben Sie über das gleiche Ereignis, konzentrieren sich dabei aber ganz auf die Rolle einer anderen Person oder Personengruppe. Was ging in deren Köpfen vor? Was taten und fühlten sie? Was möchten sie Ihrer Meinung nach anderen über ihre Situation sagen? Versuchen Sie, in die Herzen der anderen Beteiligten zu schauen und gehen Sie davon aus, dass diese mindestens ebenso kompliziert sind wie Sie selbst. Schreiben Sie ohne Unterbrechung weiter und gehen Sie, wenn Sie fertig sind, direkt zur nächsten Aufgabe über.

→ Übung: Perspektive 4 – Das ganz große Bild

Ehe Sie zu schreiben beginnen, schauen Sie noch einmal durch, was Sie bisher geschrieben haben. Waren Sie ehrlich mit sich selbst und den anderen Beteiligten? In diesen nun folgenden, letzten fünf Minuten erzählen Sie die Geschichte des fraglichen Ereignisses noch einmal, nehmen dabei jedoch eine möglichst breite Sicht ein und schildern umfassend, was geschehen ist. Welche Bedeutung oder Erfahrung können Sie und andere aus dem Ereignis ziehen? Schreiben Sie kontinuierlich weiter, ohne innezuhalten.

Der Zweck der letzten Übung bestand darin, Ihnen klarzumachen, wie nützlich es sein kann, wechselnde Perspektiven einzunehmen, wenn es um komplexe, emotionsgeladene Ereignisse geht. Blättern Sie zurück und überprüfen Sie, welche Pronomen Sie in den verschiedenen Übungsabschnitten verwendet haben. Idealerweise schwankt der Anteil des Pronomens der ersten Person («ich») von Abschnitt zu Abschnitt. Kommt es in allen vier Abschnitten in etwa gleich oft vor, sollten Sie sich fragen, warum dies so ist. Vielleicht wäre es sinnvoll, die Übung noch einmal auszuführen. Sie könnten den Einsatz der Pronomen dabei bewusst variieren und so den Perspektivwechsel fördern.

Wenn die Übung für Sie hilfreich war, können Sie erwägen, über andere emotional belastende Erfahrungen auf ähnliche Weise zu schreiben. Sie können sich vornehmen, zu verschiedenen Zeitpunkten zu schreiben und jedes Mal ganz bewusst eine andere Perspektive einzunehmen. Wenn Sie erst einmal darin geübt sind, das gleiche Ereignis aus verschiedenen Blickwinkeln zu betrachten, werden Sie feststellen, dass auch die innere Distanz zu dem Ereignis wächst.

9 Mit dem Kontext experimentieren

Wann und wo Menschen schreiben, kann Einfluss darauf nehmen, was sie schreiben. Manche Umgebungen scheinen uns in die Defensive zu drängen, andere lassen uns verletzlich fühlen usw. Obgleich es bisher nur wenig fundierte Forschungsarbeiten über den Schreibkontext gibt, legen die bisher vorliegenden, bruchstückhaften Ergebnisse nahe, dass Veränderungen von Ort und Zeit beim Schreiben die Orientierung auf ein emotional belastendes Ereignis hin verändern können. In diesem Kapitel möchte ich Sie dazu ermutigen, damit selbst ein wenig zu experimentieren. Zwar werden im Hinblick auf Ort, Zeit und Publikum einige Vorschläge gemacht, doch müssen Sie eigene Erfahrungen sammeln, um herauszufinden, was Ihren Schreibprojekten am ehesten förderlich ist.

Folgen Sie beim Lesen dieses Kapitels Ihrem Instinkt. Seien Sie spielerisch und wissenschaftlich zugleich. Greifen Sie sich, wie immer, das heraus, was funktioniert, und verwerfen Sie das, was für Sie weniger nützlich ist.

Einfluss der jeweiligen Umgebung

Wo wir uns befinden, hat Einfluss darauf, wie wir denken. Wenn wir an einem Restaurant vorbeigehen, können wir oft gar nicht anders, als ans Essen zu denken. Die Musik, die wir in einem Lebensmittelgeschäft hören, bestimmt mit darüber, was wir einkaufen. (So hat z. B. eine Studie nachweisen können, dass Kundinnen und Kunden, die in einem Weingeschäft italienische Musik hören, mit größerer Wahrscheinlichkeit italienische Weine kaufen; North et al., 1997.) Deshalb können wir davon ausgehen, dass der Ort, an dem wir schreiben, subtil Einfluss darauf nimmt, welche Erinnerungen und Gefühle an die Oberfläche geschwemmt werden.

Die Umgebung beim Schreiben kann auf unzählige Arten und Weisen variieren. In den folgenden Abschnitten empfehle ich Ihnen vier einfach umzusetzende Übungen zum Ausprobieren. Schauen Sie, was dabei mit Ihnen geschieht.

Mit einem Spiegel die Konzentration auf sich selbst verstärken

Wann immer wir unser Spiegelbild sehen oder unsere eigene Stimme hören, richten wir automatisch mehr Aufmerksamkeit auf uns selbst. Seit den 1970er Jahren wurde in außerordentlich vielen Experimenten nachgewiesen, dass Menschen in Gegenwart eines Spiegels ehrlicher waren und sich ihrer selbst bewusster wurden. Der Effekt war auffällig, zugleich aber auch subtil. Die Betroffenen selbst hatten keine Ahnung, dass sie durch den Spiegel beeinflusst wurden (Wicklund, 1979). Ist es möglich, dass die Gegenwart eines Spiegels auch das Schreiben beeinflussen kann? Als wir diese Idee überprüften, stellten wir fest, dass für einige Menschen das Schreiben vor einem Spiegel eine besonders eindrückliche Erfahrung sein kann. Probieren Sie es selbst.

→ Übung: Schreiben vor einem Spiegel

Wenn Sie per Hand oder auf einem Laptop schreiben, suchen Sie sich einen Ort, wo es einen einigermaßen großen Spiegel gibt. Am besten wäre es, wenn Sie direkt vor dem Spiegel säßen und darin Ihr Gesicht oder – noch besser – Ihren ganzen Körper sehen könnten. Falls Sie an einem fest installierten Computer schreiben, stellen Sie einen Spiegel neben sich, auch wenn es nur ein Handspiegel ist. Ihre Aufgabe wird es sein, über ein emotional bedeutsames Ereignis in Ihrem Leben zu schreiben und der Frage nachzugehen, wie es sich zu dem verhält, wer Sie heute sind.

Schreibanweisungen

Schauen Sie sich selbst im Spiegel an. Blicken Sie sich in die Augen und betrachten Sie Ihr Gesicht. Sehen Sie sich selbst so, wie andere Sie sehen und wie Sie selbst sich wahrnehmen. Denken Sie beim Betrachten Ihres Spiegelbilds an ein bedeutsames Ereignis in Ihrem Leben und wie es sich zu dem verhält, wo Sie jetzt in Ihrem Leben stehen, welche Beziehungen Sie zu anderen haben und wer Sie wirklich sind. Erst nachdem Sie sich selbst mehrere Minuten lang ganz nah im Spiegel angeschaut haben, beginnen Sie zu schreiben.

Schreiben Sie ohne Unterbrechung mindestens zehn Minuten lang. Schauen Sie gelegentlich wieder auf Ihr Spiegelbild. Seien Sie ehrlich mit sich selbst.

Übung: Schreiben vor einem Spiegel

Wenn Sie mit der Aufgabe fertig sind, lesen Sie sich durch, was Sie geschrieben haben. Empfanden Sie die Übung als hilfreich? Falls ja, versuchen Sie, auf gleiche Weise über eine andere bedeutsame emotionale Erfahrung zu schreiben.

Eine sichere und friedliche Umgebung finden

Oft können Menschen extrem persönliche Geschichten am besten dann offenbaren, wenn sie sich besonders sicher fühlen. Ob bei der Beichte oder im Gebet in einem Gotteshaus, im Gedankenaustausch mit einer guten Freundin oder einem guten Freund unter dem sommerlichen Sternenhimmel oder gar im Gespräch in den Räumen einer Praxis für Psychotherapie – an solchen geschützten Orten sind wir am ehesten in der Lage, unsere üblichen Verteidigungsmechanismen fallen zu lassen. In der nun folgenden Übung besteht Ihre Aufgabe darin, eine Umgebung zu finden, in der Sie sich so sicher fühlen, dass Sie sich ganz und gar so zeigen können, wie Sie wirklich sind. Idealerweise sollte es ein Ort sein, an dem Sie sonst nicht schreiben und der Sie nicht ständig an Ihren Alltag erinnert.

→ Übung: Einen sicheren Ort zum Schreiben finden

Nehmen Sie dieses Arbeitsbuch oder ein Notizbuch mit an einen Ort, an dem Sie sich besonders wohl und sicher fühlen. Dies kann im Freien in einem Park oder im Wald, in einem leeren Klassenzimmer, in einer Kirche oder einer Bibliothek, im Haus einer Freundin oder eines Freundes oder in einem gemütlichen Café sein. Ehe Sie mit dem Schreiben beginnen, sollten Sie sich entspannen, Ihre Umgebung bewusst wahrnehmen und wertschätzen. Genießen Sie das Gefühl der Vertrautheit, spüren Sie die Verbindung zu Ihrer Vergangenheit und zu anderen Menschen. Gönnen Sie sich ganz bewusst einen Moment der Stille.

Schreibanweisungen

Schreiben Sie mindestens zehn Minuten lang über ein wichtiges Ereignis aus Ihrer Vergangenheit. Ehe Sie mit dem Schreiben beginnen, konzentrieren Sie sich jedoch noch einmal auf das Gefühl der Sicherheit und des Friedens an dem Ort, an dem Sie sich jetzt befinden. Denken Sie daran, wie das fragliche Ereignis sich zu dem verhält, der Sie heute sind. Gehen Sie beim Schreiben Ihren Gefühlen und Gedanken im Zusammenhang mit dem Ereignis nach. Schreiben Sie ohne Unterbrechung und ohne sich selbst zu zensieren.

....

....

....

....

....

....

....

....

....

....

Manchmal kann es zunächst schwierig sein, sich an eine neue Umgebung beim Schreiben zu gewöhnen. Wenn die Übung für Sie hilfreich war, kehren Sie in die zuvor gewählte Umgebung zurück und schreiben Sie über tiefer liegende, bedeutsamere Themen. Falls der Ort sich als doch nicht so glücklich erwies, probieren Sie es mit anderen, neuen Umgebungen. Sie könnten sich auch vornehmen, Orte aufzusuchen, die mit verschiedenen Aspekten Ihrer Vergangenheit in Zusammenhang stehen, z.B. mit Ihrem Heimatort, Ihrer frühen Kindheit oder Schulzeit. Oder Sie begeben sich gezielt an Orte, die Sie in besonderem Maße mit Sicherheit, Ehrlichkeit und Vertrauen verbinden.

Symbole aus der Vergangenheit einsetzen

Menschen, die mit diesem Buch arbeiten, haben sehr unterschiedliche traumatische Erfahrungen hinter sich. Für einige kann die nun folgende Übung zu unangenehm oder schmerzhaft sein. Andere wiederum können sie als idealen Einstieg empfinden, um sich mit der Vergangenheit zu konfrontieren. Halten Sie sich an die «Ausflipp-Regel» und Ihr eigenes Urteilsvermögen, das Ihnen sagen wird, ob die Übung für Sie hilfreich sein kann oder nicht.

Eine wachsende Anzahl wissenschaftlicher Forschungsergebnisse legt nahe, dass viele Menschen, die in der Vergangenheit Schreckliches erleben mussten, davon profitieren können, sich mit einigen der schmerzhaften Erinnerungen zu konfrontieren. Diese «Flooding», «Expositions-«, «Konfrontations»- oder «Implosivtherapie» genannte Technik wird eingesetzt, um Opfer von Vergewaltigungen und anderen gewalttätigen Übergriffen sowie Menschen, die infolge zahlreicher dramatischer Vorfälle unter lähmenden Ängsten leiden, zu behandeln (Foa & Kozak, 1986). Falls Ihre Symptome nach einem Trauma Sie stark belasten, empfehle ich Ihnen, die Hilfe einer Psychotherapeutin oder eines Psychotherapeuten in Anspruch zu nehmen. Wenn Sie jedoch das Gefühl haben, von einer abgeschwächten Form der Expositionstherapie profitieren zu können, sollten Sie die folgende Schreibübung ausprobieren.

Übung: Sich an das Trauma erinnern

Im Rahmen dieser 20-minütigen Übung werden Sie über ein emotional aufwühlendes Ereignis in Ihrem Leben in Verbindung mit einem bestimmten Ort, einer bestimmten Person oder einem bestimmten Geruch schreiben. Wählen Sie dafür einen Ort, an dem Sie sonst nicht schreiben, vielleicht eine Garage, eine Bibliothek oder gar ein Badezimmer. Wichtig ist, einige Erinnerungsstücke oder Symbole dorthin mitzunehmen. Dies kann ein Bild, ein Brief, ein Kleidungsstück, ja fast alles sein, was Sie mit dem Ereignis in Verbindung bringen. Ist diese Voraussetzung gegeben, können Sie den Schreibanweisungen folgen.

Schreibanweisungen

Ehe Sie mit dem Schreiben beginnen, nehmen Sie sich ein paar Minuten Zeit, um die versammelten Symbole anzuschauen, zu berühren oder gar daran zu riechen. Lassen Sie dabei einige der Wahrnehmungen und Gefühle aus der Vergangenheit in sich aufsteigen. (Vorsicht: Falls Sie dies zu sehr aufwühlt, hören Sie sofort auf und tun Sie etwas ganz anderes, z. B. ein Eis essen gehen.) Nach einigen Minuten beginnen Sie mit dem Schreiben.

Schreiben Sie 20 Minuten lang und spüren Sie dabei Ihren Gedanken und Gefühlen im Zusammenhang mit der schmerzlichen Erfahrung nach. Wie hat diese Erfahrung Sie in der Vergangenheit beeinflusst und wie wirkt sie sich heute aus? Erwähnen Sie kurz jedes der Symbole und erklären Sie, warum es für Sie Bedeutung besitzt. Sie können die Erfahrung auch mit anderen Aspekten Ihres Lebens, mit Ihren Beziehungen, Ihrem beruflichen Werdegang und Ihrer Familie verbinden.

Schreiben Sie, wie immer, ununterbrochen und denken Sie daran, dass der Text nur für Ihre Augen bestimmt ist. Denken Sie auch an die «Ausflipp-Regel». Wenn das Schreiben Sie zu sehr aufwühlt, hören Sie damit auf.

....

....

....

....

....

....

....

....

....

....

....

....

....

....

....

....

....

....

....

....

....

Viele Menschen empfinden diese Übung als extrem kraftvoll. Schon die bloße Fähigkeit, die eigenen Ängste und schlimmen Erinnerungen in Worte zu fassen, kann dazu beitragen, ihnen die Macht zu nehmen. Auf ähnliche Weise kann die Verknüpfung emotional belastender Erinnerungen mit bedeutsamen Symbolen aus der Vergangenheit dabei helfen, die Bedeutung einer schrecklichen Erfahrung zu klären.

Wenn Sie diese Übung hilfreich fanden, ist es ratsam, sie ruhig noch einmal durchzuführen. Je häufiger Sie dies tun, desto wichtiger ist es jedoch, auch die anderen Merkmale des heilsamen Schreibens einzubeziehen. Versuchen Sie deshalb, mit positiven Gefühlen verbundene Wörter zu benutzen, eine schlüssige Geschichte zu konstruieren und bei jedem Schreibversuch die Perspektive zu wechseln.

→ Übung: Für ein symbolisches Publikum schreiben

Wenn wir vom «Schreibkontext» sprechen, denken wir in erster Linie an den Ort, an dem wir unsere Gedanken schriftlich in Worte fassen. Ein Kontext wird aber auch durch die Menschen bestimmt, die sich in ihm aufhalten. Wenn Sie sich in einem leeren Klassenzimmer befinden, ist der Gedanke an eine Lehrerin oder einen Lehrer meist unausweichlich. Das Haus Ihrer Kindheit ruft mit großer Wahrscheinlichkeit Erinnerungen an die Menschen wach, mit denen Sie dort zusammenlebten. Diese «unsichtbaren» anderen Menschen gehören mit zum Kontext dazu.

Nach allem, was wir bisher über den Schreibkontext gesagt haben, folgt daraus, dass die implizite Gegenwart anderer Menschen ebenfalls beeinflussen kann, was und wie wir in einer bestimmten Umgebung denken, fühlen und schreiben. Bisher haben wir alle Schreibübungen mit dem ausdrücklichen Hinweis versehen, dass Sie nur für sich selbst und nicht für eine andere Person schreiben. In der Wissenschaft wurde immer wieder in Frage gestellt, dass dies überhaupt möglich ist. Möglicherweise haben Sie sich selbst schon bei dem Gedanken ertappt: «Was werden meine Freunde (mein Partner, mein Kind, meine Feinde) denken, wenn Sie zu lesen bekommen, was ich hier schreibe?» Tatsächlich ist die Art und Weise, wie wir schreiben, abhängig davon, wen wir für unser mögliches Publikum halten.

In dieser Übung werden Sie gebeten, mehrmals über eine wichtige persönliche Erfahrung zu schreiben und dabei jeweils ein anderes symbolisches Publikum anzusprechen. Dabei sollen Sie sich aber nur vorstellen, dass diese anderen Menschen Ihre Worte lesen werden, und sie ihnen nicht etwa zeigen. Auch die im Rahmen dieser Übung entstehenden Texte sind letztlich nur für Ihre Augen bestimmt.

Schreibanweisungen

Die Übung sollte etwa 20 Minuten dauern. Ihre Aufgabe besteht darin, viermal über das gleiche Erlebnis zu schreiben, dabei aber jeweils fünf Minuten lang an ein anderes Publikum zu denken. Das Erlebnis sollte für Sie emotional von Bedeutung sein. Dabei ist es ganz egal, ob es vor Jahren oder erst kürzlich geschehen ist. Idealerweise sollte es ein Erlebnis sein, das andere Personen einschloss, die Ihnen nahe standen oder heute noch nahe stehen. Ob diese Personen noch am Leben sind, ist dabei unwichtig.

Schreiben Sie ohne Unterbrechung, bis die fünf Minuten abgelaufen sind und gehen Sie dann zum nächsten Publikum über. Versuchen Sie, gegenüber jedem einzelnen Publikum so ehrlich wie möglich zu sein.

Publikum 1 – Autoritätsperson

Stellen Sie sich vor, Sie müssten einer Autoritätsfigur von dem emotional bedeutsamen Erlebnis berichten. Diese Autoritätsperson muss kein Teil der Geschichte sein, die Sie erzählen wollen. Es könnte ein Richter, ein Vorgesetzter, ein Polizist, ein Elternteil oder ein Lehrer sein. In jedem Fall sollte es jemand sein, mit dem Sie eine eher formale Beziehung verbindet – oder jemand, den Sie respektieren und vor dem Sie vielleicht auch ein wenig Angst verspüren. Stellen Sie sich vor, dass Ihr Text von dieser Autoritätsfigur gelesen und bewertet wird.

Erzählen Sie der Autoritätsperson schreibend von dem wichtigen Erlebnis. Wie sahen Ihre Gedanken und Gefühle damals und heute aus? Wie hat die Erfahrung sich seitdem auf Ihr Leben ausgewirkt?

....

....

....

....

....

....

....

....

....

....

....

....

....

Publikum 2 – eine mitfühlende Vertrauensperson

Schreiben Sie noch einmal über das gleiche Erlebnis, doch stellen Sie sich diesmal vor, der Text sei für eine gute Freundin oder einen guten Freund bestimmt. Es sollte eine Person sein, der sie zutiefst vertrauen und die Sie in jedem Fall akzeptieren wird, unabhängig davon, was Sie sagen. Außerdem sollte diese Vertrauensperson nicht direkt mit dem fraglichen Erlebnis in Verbindung stehen. Wenn es eine solche Person in Ihrem Leben nicht gibt, erfinden Sie sie. Erzählen Sie ihr schreibend von dem wichtigen Erlebnis. Wie sahen Ihre Gedanken und Gefühle damals und heute aus? Wie hat die Erfahrung sich seitdem auf Ihr Leben ausgewirkt?

Publikum 3 – eine andere an dem Ereignis beteiligte Person

In dieser fünfminütigen Schreibphase stellen Sie sich vor, dass Ihr Text jemand zu lesen bekommt, der an dem Ereignis direkt beteiligt war. Idealerweise sollte dies jemand sein, der das Geschehen aus einem ganz anderen Blickwinkel erlebte. Erzählen Sie der anderen Person schreibend von dem wichtigen Erlebnis. Wie sahen Ihre Gedanken und Gefühle damals und heute aus? Wie hat die Erfahrung sich seitdem auf Ihr Leben ausgewirkt?

Publikum 4 – Sie selbst

In den letzten fünf Minuten sind Sie selbst Ihr Publikum. Sie schreiben nur für sich und niemanden sonst. Um die Erfahrung zu vertiefen, können Sie vorher in einen Spiegel schauen. Denken Sie daran, dass Sie den Text vernichten werden, sobald Sie mit der Übung fertig sind. Außer Ihnen wird ihn niemand zu sehen bekommen. Erzählen Sie sich selbst schreibend von dem wichtigen Erlebnis. Wie sahen Ihre Gedanken und Gefühle damals und heute aus? Wie hat die Erfahrung sich seitdem auf Ihr Leben ausgewirkt?

Nachdem Sie nun alle vier Schreibaufgaben bewältigt haben, blättern Sie zurück und analysieren Sie, in welchen Aspekten sich die Texte voneinander unterscheiden. Haben sich beim Schreiben jeweils unterschiedliche Gefühle eingestellt? Wirkten einige echter auf Sie als andere? Hat eine der Übungen Ihnen eine neue Sicht auf die Situation eröffnet?

Schreibaufgaben wie diese können helfen, Ihnen bewusst zu machen, welche Rollen andere in Ihren persönlichen Geschichten spielen. Ein Erlebnis mehr als nur einem imaginären Publikum zu erzählen kann äußerst nützlich sein. Wenn Sie merken, dass Ihre Geschichte sich von Publikum zu Publikum stark unterscheidet, haben Sie von dem, was Ihnen widerfahren ist, wahrscheinlich bisher noch kein wirklich gutes Verständnis gewonnen. Wie der Perspektivwechsel kann das Schreiben für verschiedene Zielgruppen Ihnen helfen, ein stärkeres Gefühl der Distanz zu gewinnen.

Verschiedene Schreibzeiten ausprobieren

Manche Menschen schreiben lieber am frühen Morgen, andere am späten Abend. Wann Sie Ihre Schreibübungen machen, ist eine Frage der persönlichen Vorlieben. Wie bereits gesagt, besteht die einzige Empfehlung zu diesem Thema darin, dass Sie anschließend auf jeden Fall etwas Zeit für sich haben sollten. Sie können spazieren gehen, im Garten buddeln oder Geschirr spülen – jede Tätigkeit, bei der die Gedanken schweifen können, ist nach dem Schreiben ideal. Weniger geeignet ist z. B. fernsehen, weil es unser Denken blockiert. Nach wichtigen Schreibphasen ist es unerlässlich, den angesprochenen Themen in Ruhe nachzuspüren.

Vielleicht haben Sie schon herausgefunden, zu welchen Zeiten Sie am besten schreiben können. Trotzdem schadet es nie, eingefahrene Muster versuchsweise aufzuweichen. Nehmen Sie sich vor, einige der in diesem Buch beschriebenen Schreibübungen zu verschiedenen Tageszeiten durchzuführen. Möglich wäre z. B.:

- **Schreiben am frühen Morgen.** Sobald Sie morgens aufwachen, beginnen Sie zu schreiben, vielleicht sogar im Bett oder in einem bequemen Sessel. Überlegen Sie schon am Vorabend, ehe Sie schlafen gehen, worüber Sie schreiben wollen. Gestehen Sie sich aber auch zu, das Thema zu wechseln, falls Ihnen am Morgen danach zumute ist. Vielleicht möchten Sie auch mögliche Träume der Nacht mit einbeziehen.

- **Schreiben am Mittag.** Die meisten in diesem Buch beschriebenen Übungen dauern zehn bis 20 Minuten. Selbst bei der Arbeit könnten Sie eventuell die nötige Zeit finden, um in der Mittagspause eine solche Übung einzuschieben. Tun Sie dies möglichst gleich zu Beginn Ihrer Pause, dann haben Sie anschließend noch etwas Zeit, um einen leichten Snack zu sich zu nehmen und die beim Schreiben entstandenen Gedanken und Gefühle nachwirken zu lassen. Eine Schreibübung statt eines üppigen Mittagessens – auf diese Weise können Sie etwas über sich selbst erfahren und gleichzeitig noch etwas für Ihre Linie tun!

- **Schreiben vor dem Schlafengehen.** Am Ende eines vollen Tages kann das expressive Schreiben eine willkommene Zuflucht sein. Viele Menschen haben Angst, das Schreiben vor dem Einschlafen könnte Ihnen Alpträume bescheren. In Wirklichkeit ist dies aber kaum der Fall – und wenn das Schreiben am Abend Ihren Schlaf wider Erwarten tatsächlich beeinträchtigen sollte, können Sie es ja jederzeit wieder bleiben lassen. Eine Studie hat ergeben, dass die Teilnehmerinnen und Teilnehmer nach dem expressiven Schreiben sogar schneller einschliefen und anschließend von einer besseren Schlafqualität berichteten als andere, die nicht die Gelegenheit bekamen, vor dem Schlafengehen ihre Gedanken und Gefühle schriftlich niederzulegen (Pennebaker, 1997).

- **Schreiben in der Nacht.** Ein Mann erzählte mir, er würde sich zum Schreiben den Wecker auf drei Uhr morgens stellen. Sobald der Wekker klingelte, würde er leise aufstehen und 20 Minuten lang schreiben. Er schwor auf diese Technik. Wenn Sie möchten, können Sie sie gern einmal ausprobieren.

- **Im Bett auf Band sprechen.** Nehmen Sie einen Kassettenrecorder mit ins Bett, machen Sie das Licht aus und sprechen Sie Ihre Gedanken und Gefühle auf Band. Für alle, die allein schlafen, ist diese Technik durchaus empfehlenswert.

Den Geist zu schulen und aus eingefahrenen Bahnen auszubrechen kann nie schaden. Experimentieren Sie mit neuen Schreibzeiten und -orten. Beurteilen Sie selbst, was für Sie am besten funktioniert, und überlegen Sie, warum dies so sein könnte.

10 Kreatives Schreiben: Die Kraft von Prosa, Lyrik, Tanz und Kunst

Die in diesem Buch vorgestellten Techniken des expressiven Schreibens sollen Sie dazu ermutigen, sich selbst in Worten auszudrücken. Mit Hilfe des Schreibens können Sie Ihre zutiefst persönlichen Erfahrungen in schlüssige und bedeutsame Geschichten fassen. Über die eigenen Krisen zu schreiben ist natürlich nicht die einzige Möglichkeit sich selbst auszudrücken. Tanzen, Singen, Malen, Theater spielen und viele andere Kunstformen können Ihnen dabei helfen, emotionale Krisen zu bewältigen.

In diesem Kapitel möchte ich Sie dazu ermutigen, Ihre kreative Seite stärker zu ihrem Recht kommen zu lassen. Versuchen Sie, die emotionalen Ereignisse Ihres Lebens durch kreatives Schreiben und andere Kunstformen zum Ausdruck zu bringen. Wie Sie sehen werden, greifen auch diese Techniken immer wieder auf die Kraft der Sprache zurück. Der Erfindungsreichtum unseres Gehirns kann uns helfen, Geschichten zu erschaffen, die noch bessere und tiefere Einsichten vermitteln können.

Prosa schreiben: Geschichten erfinden

Je mehr Sie über persönliche, emotionale Themen schreiben, desto deutlicher werden Sie erkennen, dass das expressive Schreiben eine große Nähe zum kreativen Schreiben aufweist. Sehr oft fragt man sich, wo die Beschreibung realer Erlebnisse endet und die Fiktion beginnt. Dass es gesundheitliche Vorteile bringt, die eigenen Erfahrungen schriftlich zu beschreiben, wissen wir jetzt. Doch kann es ebenso gesund sein, fiktive Geschichten zu erfinden? Möglicherweise. Im Rahmen einer faszinierenden Studie aus der Mitte der 1990er Jahre von Melanie Greenberg, Arthur Stone, Camille Wortman und anderen (1996) schrieben die Teilnehmerinnen und Teilnehmer über traumatische Ereignisse, die sie nie erlebt hatten.

Sie wurden gebeten, so über imaginäre Geschehnisse zu schreiben, als ob sie ihnen tatsächlich widerfahren wären. Erstaunlicherweise zeigte sich nach dem Schreiben ebenfalls ein deutlicher therapeutischer Effekt.

Ehe ich darauf eingehe, warum das Schreiben fiktiver Geschichten für Ihre Gesundheit Vorteile bringen kann, möchte ich Sie zu einem 20-minütigen Experiment zum kreativen Schreiben einladen. Im nachstehenden Kasten finden Sie Informationen zu vier imaginären traumatischen Erfahrungen. Ihre Aufgabe besteht zunächst darin, eine davon auszuwählen, und zwar am besten diejenige, die zu Ihrem Leben am wenigsten Verbindung hat. Wählen Sie kein Trauma aus, dass Sie selbst oder jemand aus Ihrer Familie oder Bekanntschaft tatsächlich schon einmal erlebt hat.

Vier imaginäre traumatische Erfahrungen

1. Bei der Rückkehr von der Arbeit entdecken Sie, dass das Haus, in dem sie 15 Jahre lang gewohnt haben, vollkommen abgebrannt ist. Ihr gesamter Besitz, alle Kleider, Wertgegenstände, Bilder und Erinnerungsstücke sind bei dem Brand zerstört worden. Obgleich Sie völlig unschuldig sind, verhaftet die Polizei Sie jetzt auch noch wegen des Verdachts auf Brandstiftung. Am Ende kommen Sie zwar wieder frei, müssen aber, weil Sie kein Dach mehr über dem Kopf haben, zu Verwandten ziehen, während Sie darüber nachdenken, wie es mit Ihnen weitergehen soll.
2. Mit drei abenteuerlustigen Freunden gehen Sie in ein Restaurant. Nach dem Essen überreden die anderen Sie, das Restaurant zu verlassen, ohne zu bezahlen. Schnell steigen Sie alle vier in Ihren Wagen und wollen davonfahren. Die Kellnerin läuft auf die Straße und versucht, den Wagen zu stoppen. Beim Anfahren reißen Sie die Frau zu Boden und verletzen sie so schwer, dass sie den Rest des Lebens im Rollstuhl sitzen wird. Sie werden aber nicht gefasst und der Tathergang wird nie geklärt. Auch die drei Freunde von damals sehen Sie niemals wieder. Sie ziehen in eine andere Stadt, doch die Erinnerung an dieses tragische Erlebnis verfolgt Sie bis heute.
3. Sie sind seit sieben Jahren verheiratet und glauben, in Ihrer Ehe sei alles in bester Ordnung. Zufällig erfahren Sie, dass Ihr Partner/Ihre Partnerin seit mehr als einem Jahr mit Ihrer besten Freundin/Ihrem

besten Freund eine Affäre hat. Außerdem erfahren Sie, dass in Ihrer Familie und in Ihrem Freundeskreis außer Ihnen alle die ganze Zeit über von dieser Affäre wussten. Sie sprechen die beiden auf Ihre Entdeckung an. Sowohl die Freundschaft als auch die Ehe gehen in die Brüche. Inzwischen liegt die Scheidung zwei Jahre zurück und Sie sind gerade im Begriff, sich zum ersten Mal wieder mit jemandem zu verabreden.

4. Als sie zehn Jahre alt waren, hat Ihre Mutter erneut geheiratet. Sie war glücklicher als Sie sie je zuvor gesehen haben. Eines Abends kommt Ihr Stiefvater mit einer deutlichen Alkoholfahne in Ihr Zimmer und berührt Sie unter der Bettdecke. Er droht Ihnen, dass er alles abstreiten würde, wenn Sie jemandem davon erzählen. In den darauf folgenden fünf Jahren wiederholt sich die Szene noch etwa ein Dutzend Mal. Sie erzählen Ihrer Mutter nie davon. Sie selbst aber denken jeden Tag daran und fragen sich, inwieweit es noch heute auf Sie Einfluss hat.

➔ Schreibanweisungen

Wählen Sie unter den vier beschriebenen Szenarien dasjenige aus, das mit Ihrem Leben am wenigsten zu tun hat. Stellen Sie sich nun vor, Sie hätten es tatsächlich erlebt. Versetzen Sie sich ganz in die Situation hinein und versuchen Sie, die Gefühle zu spüren, die Sie gehabt hätten, und die Gedanken zu denken, mit denen Sie leben müssten, wenn Sie das Beschriebene tatsächlich selbst erlebt hätten. Lassen Sie sich zehn Minuten Zeit, um sich zu entspannen und sich ganz in das Ereignis hineinzudenken. Erfinden Sie Szenen und versuchen Sie, sich diese so lebhaft wie möglich auszumalen. Überlegen Sie abschließend, wie Ihr Leben heute aussehen würde, wenn Sie mit diesem Trauma fertig werden müssten. Schreiben Sie 20 Minuten lang über das Trauma, als ob es tatsächlich stattgefunden hätte. Spüren Sie Ihren tiefsten Gefühlen und Gedanken nach. Welche Zusammenhänge könnte es zu anderen Ereignissen in Ihrem Leben geben? Wie hat es sich auf Ihr Leben ausgewirkt? Welchen Einfluss hat es noch heute auf Sie? Welche Bedeutung können Sie der Erfahrung beimessen? Welche Lehre können Sie daraus ziehen?

Nachdem Sie nun intensiv über die fiktive Erfahrung nachgedacht haben, beginnen Sie zu schreiben. Schreiben Sie ohne Unterbrechung mindestens 20 Minuten lang.

....

....

....

....

....

....

....

....

....

....

....

....

Wenn Sie fertig sind, analysieren Sie, wie sich das Schreiben auf Sie ausgewirkt hat. In welchem Maße konnten Sie dieses Trauma als das eigene annehmen? Fanden Sie es wertvoll oder bedeutsam, darüber zu schreiben?

Ein Grund dafür, dass auch das Schreiben über imaginäre Traumata hilfreich sein kann, besteht darin, dass wir alle zu irgendeinem Zeitpunkt unseres Lebens schreckliche Ereignisse erlebt haben, die mit Verlusten, Demütigungen, Geheimnissen, Betrug und Wutgefühlen verbunden waren. Auch wenn Ihr Haus nicht abgebrannt ist, wissen Sie doch, wie es sich anfühlt, ganz allein dazustehen oder zu Unrecht verdächtigt zu werden. Das Schreiben über ein imaginäres Trauma kann uns helfen, tatsächliche belastende Erfahrungen in unserem Leben in einem neuen Licht zu sehen.

Wenn diese Übung für Sie hilfreich war, führen Sie sie ruhig noch einmal aus. Sie können sich auch eine Tragödie aus Ihrer Tageszeitung heraussuchen und so darüber schreiben, als ob Sie selbst daran beteiligt gewesen wären. Es wird Ihnen helfen, mit Ihren eigenen emotional belastenden Erlebnissen zurechtzukommen. Gleichzeitig fördert es Ihr Mitgefühl und Ihr Verständnis dafür, wie andere mit Leid und Verlusten zurechtkommen.

Experimente mit Lyrik

Auch wenn es bisher wenig wissenschaftliche Forschung über die heilende Kraft lyrischer Texte gibt, wird in der Psychotherapie viel mit Gedichten gearbeitet. Dass es uns gut tut, intensive Erlebnisse in Gedichtform auszudrücken, ist ja auch intuitiv zu verstehen. Anders als ein Prosatext kann Lyrik die Widersprüche, die den meisten Gefühlen und Erlebnissen eigen sind, sehr gut einfangen. Jedenfalls wissen die meisten Menschen, die am expressiven Schreiben Gefallen finden, auch die Lyrik zu schätzen.

Für die nächste Übung suchen Sie ein Lieblingsgedicht heraus. Während Sie es noch einmal lesen (oder womöglich gar auswendig aufsagen), gehen Sie ganz in den emotionalen Zustand hinein, den das Gedicht in Ihnen wach ruft, und spüren Sie seinem Rhythmus nach. Wenn Sie kein Gedicht zur Hand haben, lesen Sie das bekannte Gedicht von Robert Frost.

Der nicht gegangene Weg

Zwei Wege trennten sich im gelben Wald
und, weil ich nicht auf beiden konnte gehn
und einer bleiben, macht' ich lange Halt
und schaute auf des einen Wegs Gestalt,
soweit ich durch die Büsche konnte sehn.
Ging dann den andern – der, genauso schön,
den größer'n Anspruch hatte auf Gebrauch,
denn Gras wuchs drauf und brauchte Drübergehn –
obgleich die Wand'rer, muss ich schon gestehn,
gebrauchten einen wie den andern auch.
Sie lagen vor mir, beide gleich, zuhauf
mit Blättern, die kein Tritt noch aufgestört.
Ich hob mir einen Weg für später auf!
Doch Wege führ'n zu and'rer Wege Lauf:
Ich wusste wohl, dass keiner wiederkehrt.
Und seufzend werd' ich einmal sicherlich
es dort erzählen, wo die Zeit verweht:
Zwei Waldeswege trennten sich und ich –
ich ging und wählt' den stilleren für mich –
und das hat all mein Leben umgedreht.

→ Schreibanweisungen

In der nächsten Schreibübung sollen Sie eine persönliche Erfahrung in ein Gedicht verwandeln. Es muss sich nicht reimen. Sie können die Form so frei wählen, wie Sie wollen. Schalten Sie Ihren inneren Zensor aus und versuchen Sie, ein Gefühl, einen Gedanken oder einen Traum, der sich in diesem Moment ganz tief in Ihrem Innern meldet, in Worte zu fassen. Erlauben Sie Ihren Gefühlen, sich in Worte zu kleiden. Machen Sie sich keine Sorge über die Schreibdauer. Schreiben Sie, so lange Sie wollen.

Nonverbale Formen: Tanz und bildende Kunst

Sind Worte notwendig, um einen Heilungsprozess wie beim expressiven Schreiben in Gang zu setzen? Könnte man auf gleiche Weise gesundheitlich profitieren, wenn man seine Gefühle zu einem traumatischen Erlebnis durch Tanz, Musik oder bildende Kunst zum Ausdruck bringen würde? Diese Fragen sind mit einer Gruppe von Collegestudentinnen und -studenten am Beispiel einer Art Tanztherapie überprüft worden. Die Ergebnisse legen nahe, dass der nonverbale Ausdruck schwieriger Emotionen ein kraftvolles Instrument zur Bewältigung krisenhafter Situationen sein kann. Schrieben die Studierenden nach der Tanzphase zusätzlich über diese Erfahrung, verstärkte sich allerdings der Heileffekt.

Es gibt gute Gründe für die Annahme, dass die sprachliche Auseinandersetzung mit belastenden Erlebnissen langfristige Veränderungen wirksamer unterstützen kann als der bloße nonverbale Ausdruck. Die meisten nonverbalen Therapien, allen voran die Kunst- und Tanztherapie arbeiten denn auch mit beiden Ausdrucksformen, mit der körperlichen Bewegung ebenso wie mit der Sprache. Zuerst wird dazu angeregt, eine emotional aufwühlende Erfahrung durch Malen oder körperliche Bewegung zum Ausdruck zu bringen, anschließend wird dazu ermutigt, über die künstlerische Erfahrung und die damit verbundenen inneren Vorgänge zu sprechen. Es ist gut möglich, dass die Kombination aus nonverbalem Ausdruck und expressivem Schreiben (oder Sprechen) zu den wirksamsten Heilungsstrategien gehören, die uns derzeit zur Verfügung stehen. Leider wurde diese These noch nicht ausreichend wissenschaftlich überprüft. In diesem Abschnitt möchte ich Ihnen zwei kurze Übungen empfehlen, eine zum Tanz und eine zur bildenden Kunst. Probieren Sie sie aus und schauen Sie selbst, ob Sie Ihnen lohnenswert erscheinen.

→ Expressive Bewegung und expressives Schreiben

Für diese Übung ist es wichtig, dass Sie einen Platz finden, an dem Sie sich wenigstens 10 Minuten lang frei bewegen können. Dies kann Ihr Wohnzimmer sein, in dem die Möbel zur Seite gerückt wurden, eine leere Garage oder ein leeres Klassenzimmer. Idealerweise können Sie sich dort bewegen, ohne von anderen beobachtet zu werden (weil Sie dies unter Umständen hemmen könnte). Wenn es für Sie unrealistisch ist, eine so große freie Fläche zu finden, versuchen Sie es mit Ihrer Dusche. Zwar sprechen wir von Tanztherapie; Musik wird aber für diese Übung nicht benötigt.

Zehn Minuten lang wird Ihre Aufgabe darin bestehen, Ihre tiefsten Gedanken und Gefühle zu einem Ereignis, das für Ihr Leben große Bedeutung hat, durch Bewegung zum Ausdruck zu bringen. Dabei kann es sich um ein traumatisches Erlebnis, ein Problem oder eine Krise handeln, die Sie in letzter Zeit sehr beschäftigt hat. Ganz egal, ob es um eine aktuelle Situation geht oder etwas, das schon weiter zurückliegt – wichtig ist, dass Sie durch Bewegungen all das ausdrücken, was Sie nie in Worte fassen konnten. Ihr Körper ist jetzt Ihr Sprechwerkzeug. Wie Sie sich bewegen und was Sie tun, ist ganz Ihnen überlassen. Es gibt keine richtige oder falsche Art und Weise, Gefühle durch Bewegung zum Ausdruck zu bringen. Es ist Ihr Körper, nur Sie kennen Ihre Erlebnisse und wissen, wie Ihnen tief innerlich zumute ist.

Beginnen Sie so, wie es Ihnen passend erscheint. Sie können sich mit schnellen Schritten durch den ganzen Raum bewegen oder stillstehen und sich einfach hin und her schwingen. Nutzen Sie die zur Verfügung stehende Fläche so, wie es Ihnen gefällt. Sie können sich rasch oder langsam bewegen, kräftige oder sanfte Bewegungen machen. Sie können Körperteile einsetzen, die Sie normalerweise nicht bewusst dazu benutzen, etwas zum Ausdruck zu bringen, z. B. Ihre Wirbelsäule, Ihre Füße, Ihr Gesicht, Ihre Schultern. Die einzige Regel lautet, die ganze Zeit über in Bewegung zu bleiben, und zwar selbst dann, wenn Sie Gefühle der Erstarrung, der Ermüdung oder der Lähmung ausdrücken wollen. Es gibt immer eine Möglichkeit, auch solche Emotionen in Bewegungen umzusetzen.

Wenn die zehn Minuten vorüber sind, nehmen Sie sich anschließend noch einmal Zeit, um mindestens zehn Minuten lang über Ihre Erfahrungen zu schreiben. Bringen Sie jetzt die Gedanken und Gefühle zu Papier, die die Bewegungsübung in Ihnen ausgelöst hat. Was ist Ihnen durch den Kopf gegangen? Wie hat Ihr Körper reagiert? Was haben Sie nach außen getragen? Hat Ihr Körper Ihnen etwas Neues mitgeteilt, das Ihnen bisher noch nicht bewusst war? Nutzen Sie die Schreibphase, um sowohl das dargestellte emotionale Erlebnis als auch Ihre Reaktion darauf besser zu verstehen. Schreiben Sie ohne Unterbrechung mindestens zehn Minuten lang.

Viele Menschen empfinden die Bewegungsübung als ungewöhnlich tiefgehend. Es kann durchaus sein, dass Sie noch Stunden später gedanklich mit der Frage beschäftigt sind, was und warum Sie da eigentlich getan haben. Manchmal eröffnet die Bewegung neue Bedeutungszusammenhänge, manchmal aber auch nicht. Falls sich die Bewegungsübung für Sie als nützlich erwiesen hat, sollten Sie ruhig mehrere Tage hintereinander weiter damit experimentieren.

→ Expressives Malen und Schreiben

So wie die expressive Bewegung helfen kann, Themen zum Vorschein zu bringen, die Ihnen bisher vielleicht noch nicht bewusst waren, können auch andere Formen des künstlerischen Ausdrucks Ihre Selbsterkenntnis voranbringen: Zeichnen, Malen und Bildhauern haben schon immer dazu gedient, tiefe Gedanken und Gefühle zum Ausdruck zu bringen. Auch wenn ich glaube, dass alle diese Formen des künstlerischen Ausdrucks für unsere Gesundheit nützlich sind, gibt es dazu noch keine größeren wissenschaftlichen Studien. Allerdings liegen einige Fallstudien vor, die es uns zu erlauben scheinen, unserer Intuition zu vertrauen.

In der nun folgenden Übung sollen Sie zuerst etwas zeichnen und anschließend darüber schreiben. Ob Sie gut zeichnen können oder nicht, spielt dabei gar keine Rolle. Seinen Gefühlen durch Zeichnungen Ausdruck geben, kann jeder, und wenn es nur durch Strichmännchen geschieht.

In den nächsten zehn Minuten nutzen Sie bitte die nachfolgende freie Seite dazu, ein emotional bewegendes Erlebnis, einen Konflikt oder ein Gefühl zeichnerisch darzustellen. Ihre Zeichnung kann abstrakt oder konkret sein. Wichtig ist nur, dass Sie sich ganz dem Prozess des Zeichnens überlassen und Ihren tiefsten Gefühlen und Gedanken folgen. Beurteilen Sie nicht, was da auf dem Papier erscheint. Lassen Sie Ihrer Hand mit dem Stift freien Lauf und zeichnen Sie weiter ohne innezuhalten. Wenn Sie merken, dass Sie mehr Platz brauchen, nehmen Sie zusätzliches Papier. Wichtig ist, dass Sie sich wirklich freimachen und einfach loszeichnen.

Nach Abschluss der 10 Minuten schauen Sie sich Ihre Zeichnung noch einmal an. Was ist Ihnen beim Zeichnen durch den Sinn gegangen? Was haben Sie gefühlt? Halten Sie ein paar Minuten Rückschau und beginnen Sie dann mit dem expressiven Schreiben. Übersetzen Sie das Malerlebnis in Worte. Schreiben Sie über Ihre Gefühle und Gedanken sowohl zu dem Ereignis, das Sie so betroffen gemacht hat, als auch über die Zeichenerfahrung.

....

....

....

....

....

....

....

....

....

....

....

....

....

....

....

....

....

....

....

In dieser Übung haben wir es mit dem Zeichnen probiert. Wenn Ihnen das lieber ist, können Sie aber auch ebenso gut mit anderen Kunstformen experimentieren. Viele Menschen mögen die sinnliche Erfahrung des Malens mit Fingerfarben, die dreidimensionalen Gestaltungsmöglichkeiten von Ton, die Lebhaftigkeit von Acryl- oder Wasserfarben oder irgendein anderes künstlerisches Medium. In der Übung war die Zeichenphase nur zehn Minuten lang. Wenn Sie möchten, können Sie aber auch einen ganzen Nachmittag der Aufgabe widmen, sich selbst künstlerisch im Hinblick auf eine wichtige emotionale Erfahrung auszudrücken. Dabei brauchen Sie sich keinesfalls auf traditionelle Kunstformen zu beschränken. Auch mit Holzarbeiten, Gärtnern, Kochen, Nähen, Gestalten mit Sand u.ä. lassen sich Gedanken und Gefühle zum Ausdruck bringen. Wofür auch immer Sie sich entscheiden, denken Sie daran, anschließend darüber zu schreiben. Emotionale Erfahrungen in Worte zu kleiden, verleiht der Erfahrung eine zusätzliche Struktur, die den langfristigen Nutzen verstärken kann.

Rat und Hilfe

Das expressive Schreiben kann vielen Menschen helfen, mit traumatischen Erlebnissen und emotionalen Krisen fertig zu werden. Doch auch wenn die meisten daraus großen Nutzen ziehen, wird dies anderen nicht so ohne Weiteres gelingen. Falls Sie, nachdem Sie es mit dem expressiven Schreiben versucht haben, das Gefühl haben, dass es für Sie weniger hilfreich war und Sie bei der Bewältigung Ihrer belastenden Erlebnisse zusätzliche Hilfe brauchen, suchen Sie bitte ärztlichen bzw. psychotherapeutischen Rat.

Depression und posttraumatische Belastungsstörung

Traumata können biologische Veränderungen auslösen, die zu einer ganzen Reihe psychischer und/oder körperlicher Probleme führen können. Wenn Sie infolge einer traumatischen Erfahrung zutiefst depressiv oder desorientiert sind, sollte das Schreiben nicht Ihre erste Maßnahme sein. Im akuten Stadium ist es sehr schwierig, wenn nicht gar unmöglich, die vielen Bruchstücke eines schlimmen Erlebnisses zu einem schlüssigen Ganzen zusammenzufügen. Außerdem kann das Urteilsvermögen im Hinblick auf das Erlebte beeinträchtigt sein.

Depression

In den Tagen unmittelbar nach einem erschütternden Erlebnis sind die meisten Betroffenen traurig, verstört und zutiefst niedergeschlagen. Wenn Sie jedoch mehrere Wochen lang extrem deprimiert sind, häufig weinen müssen, von Gefühlen der Traurigkeit oder Leere überwältigt werden und kaum noch Energie verspüren, kann es sein, dass Sie an einer echten depressiven Störung leiden. Andere Symptome können ein auffälliges Desinteresse an allen vergnüglichen Dingen, Appetitverlust, Schlafstörungen, Konzentrationsprobleme und wiederkehrende Gedanken an den Tod sein. Vielen Menschen mit dieser Störung fällt es schwer, morgens aufzustehen.

Wenn Sie das Gefühl haben, dass Sie an einer regelrechten Depression leiden, suchen Sie in jedem Fall professionelle Hilfe. Es gibt eine ganze Reihe viel versprechender Behandlungsmöglichkeiten, darunter auch spezielle Medikamente. Gerade bei der medikamentösen Behandlung der Depression hat es in den letzten 50 Jahren einige beeindruckende Fortschritte gegeben. Medikamente können helfen, relativ schnell die schlimmsten Symptome zu lindern. Hat sich der Allgemeinzustand erst einmal gebessert, können expressives Schreiben und andere Behandlungsmethoden sehr viel wirksamer sein.

Posttraumatische Belastungsstörung

Erst seit den 1980er Jahren hat man in Medizin und Psychologie zunehmend erkannt, dass lebensbedrohliche, traumatische Erfahrungen ganz spezifische Probleme hervorrufen können. Die Posttraumatische Belastungsstörung tritt typischerweise in den Tagen und Wochen nach einem extrem belastenden Erlebnis auf, wobei die Betroffenen sowohl Teil des Geschehens als auch Zeuginnen bzw. Zeugen gewesen sein können. Verkehrsunfälle, Vergewaltigungen, Raubüberfälle und Entführungen führen häufig zu Symptomen, die für die Störung typisch sind. In den Wochen danach kommt es häufig zu lebhaften Erinnerungen oder Träumen sowie zu extremen Angstgefühlen, was dazu führen kann, dass die Betroffenen allem aus dem Weg gehen, was sie an das Trauma erinnern könnte. Zusätzlich können andere, im Zusammenhang mit der Depression genannte Symptome auftreten.

Die Posttraumatische Belastungsstörung kann sowohl emotional als auch sozial zu starken Beeinträchtigungen führen. Wie die Depression ist aber auch diese Störung mit verschiedenen Methoden behandelbar. Sowohl eine medikamentöse Behandlung als auch eine Psychotherapie werden empfohlen. Sobald die schwersten Symptome überwunden sind, kann das expressive Schreiben besonders hilfreich sein.

Wo Sie Hilfe finden

Wenn Sie das Gefühl haben, dass Sie Hilfe brauchen, wenden Sie sich an die folgenden Einrichtungen.

Sofortige Hilfe in lebensbedrohlichen Situationen

Wenn Sie akut selbstmordgefährdet sind oder das Gefühl haben, für sich oder andere eine Gefahr darzustellen oder ganz und gar die Beherrschung zu verlieren, wählen Sie die Notrufnummer 112.

Gespräche in Krisensituationen

Die Telefonseelsorge bietet Beratung durch ehrenamtliche Mitarbeiterinnen und Mitarbeiter mit einer entsprechenden Zusatzausbildung. Sie ist offen für alle Problembereiche und alle Ratsuchenden. Die Gespräche werden anonym und vertraulich geführt. Alle Mitarbeiterinnen und Mitarbeiter unterliegen der Schweigepflicht. Neben Telefongesprächen wird auch ein Austausch per E-Mail oder Chat angeboten.

- Bei Ihrer örtlichen Telefonseelsorge können Sie auch Informationen über therapeutische Anlaufstellen in Ihrer Region bekommen.
- Innerhalb Deutschlands ist die Telefonseelsorge unter den Rufnummern 0800-111 0111 und 0800-111 0222 kostenfrei rund um die Uhr zu erreichen.
  Die Internetadresse lautet: www.telefonseelsorge.de
- In Österreich erreichen Sie die Telefonseelsorge 24 Stunden am Tag, auch an Sonn- und Feiertagen gebührenfrei ohne Vorwahl unter der Rufnummer 142.
  Im Internet finden Sie sie unter: www.telefonseelsorge.at
- In der Schweiz nennt sich die Telefonseelsorge «Die dargebotene Hand» und ist rund um die Uhr in der gesamten Schweiz und im Fürstentum Liechtenstein ohne Vorwahl unter der Telefonnummer 143 anzuwählen. Im Internet steht sie unter: www.143.ch

Selbsthilfegruppen

- Unter der Abkürzung «KISS» vermitteln regionale «Kontakt- und Informationsstellen für Selbsthilfegruppen» in Deutschland Adressen von Gruppen in Ihrer Nähe, z.B. KISS Hamburg unter www.kiss-hh.de
- Einen breiten Überblick über Selbsthilfeorganisationen in Österreich mit zahlreichen Suchfunktionen bietet www.selbsthilfe.at
- In der Schweiz und im Fürstentum Liechtenstein fungiert die Stiftung KOSCH («Koordination und Förderung von Selbsthilfegruppen in der Schweiz») als Dachorganisation regionaler Kontaktstellen für Selbsthilfegruppen. Die Internet-Adresse lautet: www.kosch.ch

Therapeutische Hilfe suchen

Wenn Sie unter schweren Depressionen oder Symptomen einer Traumatischen Belastungsstörung leiden, suchen Sie ärztlichen oder psychotherapeutischen Rat. Bitten Sie Ihre Hausärztin bzw. Ihren Hausarzt oder Ihre Krankenkasse, Sie über das regionale Angebot zu informieren und zu beraten.

Auf die Behandlung der Posttraumatischen Belastungsstörung spezialisierte Therapeutinnen und Therapeuten vermittelt der Berufsverband Deutscher Psychologinnen und Psychologen:

- Psychotherapie-Informations-Dienst (PID), Oberer Lindweg, 53129 Bonn. Beratungstelefon +49 228 74 66 99,
  Internet: www.psychotherapiesuche.de
- Darüber hinaus informieren die Psychotherapiekammern über ihre Mitglieder, also Therapeutinnen und Therapeuten, die von der Kasse bezahlt werden:
  http://www.bptk.de/service/psychotherapeutensuche/index.html
- Für die Schweiz bietet der FSP (Föderation der Schweizer Psychologen) einen entsprechenden Service an
  http://www.psychologie.ch/de/psychologie_angebote/kompetente_beratung_und_therapie.html
- In Österreich können Sie sich an den Österreichischen Bundesverband für Psychotherapie http://www.psychotherapie.at/psychotherapeutinnen wenden.
  Ebenfalls hilfreich ist die Website http://www.psyonline.at/

Literatur zum Thema

Das expressive Schreiben ist Untersuchungsgegenstand hunderter wissenschaftlicher Studien. Hier eine Auswahl vor allem der Studien, die in diesem Buch erwähnt oder zitiert werden, sowie einige deutschsprachige Veröffentlichungen zum Thema. Eine umfassendere Literaturliste finden Sie auf meiner Website unter: www.psy.utexas.edu/Pennebaker.

Brewin, C. R./Lennard, H.: *Effects of mode of writing on emotional narratives.* Journal of Traumatic Stress 12: 355–361. 1999.

Cameron, L. D./Nicholls, G.: *Expression of stressful experiences through writing: Effects of a self-regulation manipulation for pessimists and optimists.* Health Psychology 17: 84–92. 1998.

Campbell, R. S./Pennebaker, J. W.: *The secret life of pronouns: Flexibility in writing style and physical health.* Psychological Science 14: 60–65. 2003.

Christensen, A. J./Edwards, D. L./Wiebe, J. S/Benotsch, E. G./McKelvey, L./Andrew s, M./Lubaroff, D. M.: *Effect of verbal self-disclosure on natural killer cell activity: Moderating influence of cynical hostility.* Psychosomatic Medicine 58: 150–155. 1996.

Cole, S. W./Kemeny, M. E./Taylor, S. E./Visscher, B. R.: *Accelerated course of human immunodeficiency virus infection in gay men who conceal their homosexual identity.* Psychosomatic Medicine 58: 219–231. 1996.

Crow, D. M.: *Physiological and Health Effects of Writing about Stress.* Unveröffentlichte Doktorarbeit. Dallas, TX: Southern Methodist University. 2000.

De Moor, C./Sterner, J./Hall, M./Warneke, C./Gilani, Z./Amato, R./Cohen, L.: *A pilot study of the effects of expressive writing in a phase II trial of vaccine therapy for metastatic renal cell carcinoma.* Health Psychology 21: 615–619. 2002.

Esterling, B. A./Antoni, M. H./Fletcher, M. A./Margulies, S./Schneiderman, N.: *Emotional disclosure through writing or speaking modulates latent Epstein-Barr virus antibody titers.* Journal of Consulting and Clinical Psychology 62: 130–140. 1994.

Foa, E. B./Kozak, M. J.: *Emotional processing of fear: Exposure to corrective information.* Psychological Bulletin 99: 20–35. 1986

Francis, M. E./Pennebaker, J. W.: *Putting stress into words: Writing about personal upheavals and health.* American Journal of Health Promotion 6: 280–287. 1992.

Gidron, Y./Peri, T./Connolly, J.F./Shalev, A.Y.: *Written disclosure in posttraumatic stress disorder: Is it beneficial for the patient?* Journal of Nervous and Mental Disease 184: 505–507. 1996.

Greenberg, M.A./Stone, A.A./Wortman, C.B.: *Health and psychological effects of emotional disclosure: A test of the inhibition-confrontation approach.* Journal of Personality and Social Psychology 71: 588–602. 1996.

Horn, A.B./Mehl, M.R.: *Expressives Schreiben als Copingtechnik: Ein Überblick über den Stand der Forschung.* Verhaltenstherapie 14, 274–283. 2004.

King, L.A./Miner, K.N.: *Writing about the perceived benefits of traumatic events: Implications for physical health.* Personality and Social Psychology Bulletin 26: 220–230. 2000.

Klein, K./Boals, A.: *Expressive writing can increase working memory capacity.* Journal of Experimental Psychology: General 130: 520–533. 2001.

Lepore, S.J.: *Expressive writing moderates the relation between intrusive thoughts and depressive symptoms.* Journal of Personality and Social Psychology 73: 1030–1037. 1997.

Lepore, S.J./Smyth, J.M. (Eds.): *The Writing Cure: How Expressive Writing Promotes Health and Emotional Weil-Being.* Washington, DC: American Psychological Association. 2002.

Lumley, M.A./Provenzano, K.M.: *Stress management through emotional disclosure improves academic performance among college students with physical symptoms.* Journal of Educational Psychology 95: 641–649. 2003.

McAdams, D.P.: *The Stories We Live By: Personal Myths and the Making of the Self.* New York: Morrow. 1993.

Newman, M.L./Pennebaker, J.W./Berry, D.S./Richards, J.M.: *Lying words: Predicting deception from linguistic styles.* Personality and Social Psychology Bulletin 29: 665–675. 2003.

Niedtfeld, I./Schmidt, A.F./Scholz, O.B. (im Druck). *Wie wirkt Expressives Schreiben? Eine Untersuchung zu differenziellen Wirkfaktoren des Schreibens über belastende Lebensereignisse.* Verhaltenstherapie.

North, A.C./Hargreaves, D.J./McKendrick, J.: *In store music affects product choice.* Nature 390: 132. 1997.

Pennebaker, J.W.: *Opening Up: The Healing Power of Expressing Emotions, revised edition.* New York: Guilford Press. 1997.

Pennebaker, J.W./Graybeal, A.: *Patterns of natural language use: Disclosure, personality & social integration.* Current Directions in Psychological Science 10: 90–93. 2001.

Pennebaker, J.W./Beall, S.K.: *Confronting a traumatic event: Toward an understanding of inhibition and disease.* Journal of Abnormal Psychology 95: 274–281. 1986.

Pennebaker, J.W./Susman, J.R.: *Disclosure of traumas and psychosomatic processes.* Social Science and Medicine 26: 327–332. 1988.

Pennebaker, J.W./Colder, M./Sharp, L.K.: *Accelerating the coping process.* Journal of Personality and Social Psychology 58: 528–537. 1990.

Pennebaker, J.W./Hughes, C.F./O'Heeron, R.C.: *The psycho-physiology of confession: Linking inhibitory and psychosomatic processes.* Journal of Personality and Social Psychology 52: 781–793. 1987.

Pennebaker, J.W./Kiecolt-Glaser, J.K./Glaser, R.: *Confronting traumatic experience and immunocompetence: A reply to Neale, Cox, Valdimarsdottir & Stone.* Journal of Consulting and Clinical Psychology 45: 638–639. 1988.

Pennebaker, J.W./Mayne, T.J./Francis, M.E.: *Linguistic predictors of adaptive bereavement.* Journal of Personality and Social Psychology 72: 863–871. 1997.

Petrie, K.J./Booth, R.J./Pennebaker, J.W./Davison, K.P./Thomas, M.: *Disclosure of trauma and immune response to Hepatitis B vaccination program.* Journal of Consulting and Clinical Psychology 63: 787–792. 1995.

Petrie, K.J./Booth, R.J./Pennebaker, J.W.: *The immunological effects of thought suppression.* Journal of Personality and Social Psychology 75: 1264–1272. 1998.

Petrie, K.J./Fontanilla, I./Thomas, M./Booth, R.J./Pennebaker, J.W.: In press. *Effect of written emotional expression on immune functioning in patients with HIV infection.* Psychosomatic Medicine.

Richards, J.M./Beal, W.E./Seagal, J./Pennebaker, J.W.: *The effects of disclosure of traumatic events on illness behavior among psychiatric prison inmates.* Journal of Abnormal Psychology 109: 156–160. 2000.

Smyth, J.M.: *Written emotional expression: Effect sizes, outcome types, and moderating variables.* Journal of Consulting and Clinical Psychology 66: 174–184. 1998.

Smyth, J.M./Stone, A.A./Hurewitz, A./Kaell, A.: *Effects of writing about stressful experiences on symptom reduction in patients with asthma or rheumatoid arthritis: A randomized trial.* JAMA: Journal of the American Medical Association 281: 1304–1309. 1999.

Spera, S.P./Buhrfeind, E.D./Pennebaker, J.W.: *Expressive writing and coping with job loss.* Academy of Management Journal 37: 722–733. 1994.

Stanton, A.L./DanoffBurg, S./Sworowski, L.A./Collins, C.A./Branstetter, A.D./Rodriguez-Hanley, A./Kirk, S.B./Austenfeld, J.L.: *Randomized, controlled trial of written emotional expression and benefit finding in breast cancer patients.* Journal of Clinical Oncology 20: 4160–4168. 2002.

Stroebe, M./Stroebe, W./Zech, E./Schut, H.: *Does disclosure of emotions facilitate recovery from bereavement? Evidence from two prospective studies.* Journal of Consulting and Clinical Psychology 70: 169–178. 2002.

Vopel, K.W: *Expressives Schreiben. Ein Programm zur seelischen Immunisierung.* Salzhausen: Iskopress. 2006.

Wegner, D.M.: *The illusion of conscious will.* Cambridge, MA: MIT Press. 2002.

Wicklund, R.A.: *The influence of self-awareness on human behavior.* American Scientist 6: 187–193. 1979.

Wortman, C.B./Silver, R.C.: *The myths of coping with loss.* Journal of Consulting and Clinical Psychology 57: 349–357. 1989.